빙의와 기치료

과학을 넘어선 세계

빙의와
기치료

| 초판 1쇄 인쇄 | 2014년 02월 05일 |
| 초판 1쇄 발행 | 2014년 02월 15일 |

| 지은이 | 김장선·백기거사 지음 \| 백불원 |
| 펴낸이 | 신종호 |

| 디자인 | 인챈트리 _ 02)599-1105 |
| 인쇄 | 세연인쇄 _ 031)948-2850 |

펴낸곳	까만양
출판등록	2012년 4월 17일 제 315-2012-000039호
이메일	kkamanyang33@hanmail.net

일원화공급처	북파크
주소	경기도 고양시 일산서구 구산동 24-1
대표전화	031)912-2018
팩스	031)912-2019

ISBN 978-89-97740-12-3 13510

잘못 만들어진 책은 바꿔드립니다.

「이 도서의 국립중앙도서관 출판시도서목록(CIP)은 서지정보유통지원시스템 홈페이지(http://seoji.nl.go.kr)와 국가자료공동목록시스템(http://www.nl.go.kr/kolisnet)에서 이용하실 수 있습니다.(CIP제어번호: CIP2014003538)」

과학을 넘어선 세계

빙의와 기치료

김장선·백기거사 지음 | 백불원

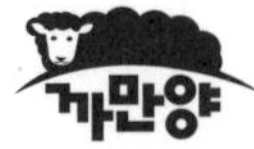

| 차례 |

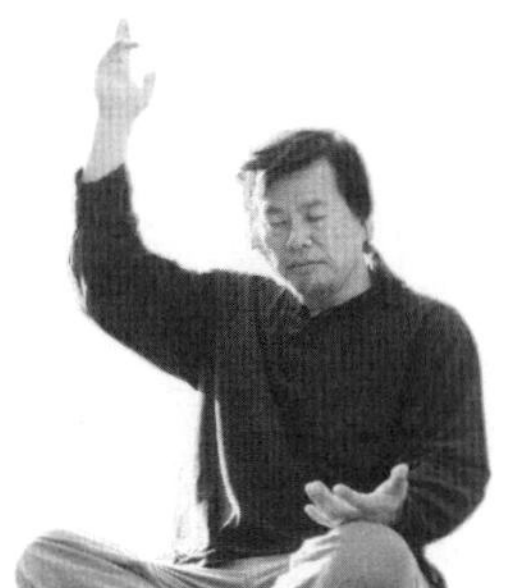

PART

01

들어가는 말

백불의 기원

오전 10시쯤 신문사 데스크로 한 통의 전화가 걸려왔다. 기사를 마감하느라 정신없이 바쁜 때였다. 그때 나는 신문사의 부장으로 일할 때였다. 전화기 속에서 굵고 투박한 남자 목소리가 들려왔다. 그는 자신이 김장선이라는 사람인데 우리나라에서 최고의 기치료 능력을 가지고 있다고 말했다. 그 무렵 나는 대체의학에 대한 기사를 연재하고 있었다. 그가 그 기사를 보고 난 뒤 내게 항의하기 위해서라고 했다.

나는 그에게 물었다.

"무엇을 항의하려고 합니까?"

"아니, 나 같은 기(氣) 능력자를 버려두고 무슨 연재를 합니까? 신문에 보니까 손바닥에 씨앗을 쥐고 몇 분 만에 싹을 틔우는 사람도 있고, 공중부양을 하기도 하는 사람이 있다고 하는데 그게 무슨 소용이 있습니까? 그게 사람에게 무슨 도움을 줍니까? 공중부양이야 요즘 세상에 엘리베이터나 비행기를 타면 그만이고 물 위를 걷는 것도 배를 타고 건너면 되는 세상 아닙니까. 이 세상에 그런 공력을 가진 것이 신기하기는 하지만 신기한 것 이상이 아닙니다. 그런 기공은 사람의 눈을 어지럽게 할 뿐 병든 인간을 진정으로 치유하게 하는 기공은 아닙니다. 옛날 무협지에 나오는 것처럼 손바닥으로 장풍을 날린다고 해서 사람에게 무슨 도움이 됩니까?

요즘은 기술이 발달해서 그런 장풍은 한낱 신기한 놀음이며 구경거리에
불과할 뿐입니다."

"듣고 보니 그건 그렇군요. 그러면 김 선생은 어떤 능력을 가지고 있습
니까?"

"나는 공중부양을 하고 물 위를 걷거나 손바닥에서 씨앗의 싹을 틔우
고 물체를 순간 이동시키는 그런 것에는 별로 관심이 없습니다. 나는 현대
의학으로 치료할 수 없는 난치병을 치유하는 기치료 능력의 소유자입니
다. 의심스러우면 직접 눈으로 확인하면 될 거 아닙니까. 꿩 잡는 게 매라
고 어떤 질병이든 고치면 되지 않습니까?"

"어떤 병들을 고칠 수 있는지 말씀해 주시겠습니까?"

"전화로 말하기에는 너무 길고 내용이 많지만 간단하게 말하면 난치병
들 특히 병원에서 병명이 나오지 않는데 자꾸 아프거나, 자폐증을 비롯해
강직성 척추염, 중풍, 간질도 고칩니다. 요즘 사람들은 현대의학에 지나치
게 의존하고 있는데 사실 알고 보면 상당수 많은 병들이 빙의되어 나타나
는 경우가 많아요. 그런데 빙의된 사람의 몸에서 제령을 하면 아픈 몸이
정상적으로 돌아오게 만드는 능력자들이 많다고 하는데 그렇게 쉽게 몸
에 달라붙은 영혼들이 나가지 않아요. 일시적으로 빙의된 몸에서 영혼이
떨어져 나간다고 해도 빙의된 인간의 육신이 약해져 있는데 무슨 소용이
있습니까. 기력이 회복되지 않는 상태에서는 그 사람은 다시 빙의가 되어
버리지요. 내 능력이 궁금하면 직접 눈으로 확인하면 될 것 아닙니까?"

전화기 속에서 새어나오는 목소리가 너무 커서 마치 그는 화난 것 같았
다. 나는 대체의학 시리즈를 연재하면서 자신이 대체의학 분야에서 최고

능력자라는 그런 전화가 심심찮게 걸려오기도 하고 자신이 특별한 능력을 가졌다며 직접 신문사 편집국으로 찾아오는 이들도 적지 않았기 때문에 그의 말에 특별히 귀를 기울이지는 않았다. 그들을 만나보면 별로 신빙성도 없고 크게 능력이 없는 이들이 대부분이었기 때문이었다. 대체의학 시리즈를 연재한 까닭은 이 분야에서 사실 엄밀한 기준이 없어 엉터리가 많고 사기꾼도 적지 않으며 작은 능력을 이용해 돈벌이에 급급한 이들 때문에 신뢰받지 못하는 대체의학체계를 제대로 정립하기 위해서였다.

대체의학 시리즈에 대해서도 편집국에서 의견이 분분했다. 비과학적이라는 견해도 있었고 의학계의 반발에 대해서 염려하는 발언도 많았다. 편집국 부장회의에서 이런 이야기가 나왔을 때 나는 이렇게 말했다.

"대체의학의 비과학적이고 비의학적인 부분에 대한 염려는 당연하지만 대체의학이 현대과학이나 의학으로 설명할 수 없다고 해서 그런 세계를 부정할 수는 없는 일입니다. 왜냐하면 현대과학이나 의학으로 증명할 수 없거나 해석해낼 수 없다는 것은 동시에 현대의학과 과학이 현실세계를 해석해내는데 한계가 있다는 것을 증명하는 것이기도 하기 때문입니다. 만성 무좀과 만성 습진, 건선 등 우리가 가벼운 질병으로 알고 있는 피부병조차 아직까지 완치할 수 없는 실정입니다. 그것은 앞으로 현대의학이 더 많은 발전을 해야 한다는 이치이기도 하고 대체의학과 서로 협력하고 보완해서 새로운 의학체계를 구축해야 할 필요성이 있기 때문입니다."

다시 말하면 과학으로 설명할 수 없다고 해서 부정해서는 안 된다는 뜻이었다. 그것은 비과학적인 것이라고 말할 수도 있지만 동시에 과학이 아직까지 현실세계를 제대로 해석하는 능력이 부족하다는 것을 보여주는 것이라는 뜻이었다. 편집국 내부의 그런 논란과 의학계의 조용한 압력 속에서 대체의학 시리즈를 연재하는 도중에 그의 전화를 받았던 것이다.

그가 워낙 자신만만하게 자신의 기치료 능력을 강조하는 터라 나는 그를 한 번 만나보기로 했다. 그는 '백불원'이라는 기치료원을 운영하고 있다며 위치를 가르쳐 주었다. 기사를 마감한 뒤 그의 사무실로 찾아갔다. 그는 자신이 백불(白佛)이라고 했다.

백불이라.

그는 백불이라는 이름은 하늘의 소리로 들었다고 했다. 그의 말을 듣는 순간 기분이 조금 묘했다.

백불은 흰 부처란 뜻이다. 나는 그에게 백불이 어떤 의미이며 그 기원이 어디서 비롯되었는지 알고 있느냐고 물었다.

"백불이 흰 부처라는 뜻이라는 것은 알고 있지만 기원은 모릅니다. 다만 나는 하늘에서 백불이라는 이름을 내려주었기 때문에 백불이라는 이름을 쓰고 있을 뿐입니다."

우연의 일치인지 모르지만 남본대반열반경에 보면 기원전 8936년에 아홉 번의 도를 통해 백불이라는 칭호를 받은 이가 있다고 나와 있다. 기록에는 나와 있지만 나는 그런 칭호를 쓰는 이를 처음 만났던 것이다.

백불의 원래 의미는 우주의 본체가 희고, 만물의 그 근본은 희다는 것에서 나왔다. 백불은 우주와 만물의 도를 깨친 이름으로 하늘의 부처라는 뜻이다. 백불은 부처님보다 7300년 앞선 사람으로 우주 안에 있는 모든 진리의 소리를 듣고 그것을 중생에게 전하는 일을 하고 있다는 것이다. 한치윤의 해동역사에도 백불은 우주의 진리를 설파하고 그 진리를 동굴이나 바위 등에 모두 새겨 두었다고 나와 있다. 기록에 나와 있는 이름을 처음 사용하는 사람을 만나서 나는 호기심이 일었다. 백불이라는 호 때문에 나는 새삼스럽게 그의 얼굴을 올려다보았다. 손이 투박하고 표정은 가식이 없는 단순한 얼굴이었고 몸피가 컸다. 눈빛은 자신감으로 꽉 차 있었다.

나는 우선 그의 기공 능력이 어느 정도인지 눈으로 보여 달라고 했다. 그는 빙긋 웃더니 "눈으로 봐야 우선 믿을 수 있지요" 하고는 오른손 검지와 중지를 붙여 책상 위에 놓여 있는 화분을 겨누었다. 1m쯤 떨어진 거리에서 그가 손가락으로 기를 방사하자 움직이지 않던 난초 잎이 흔들거렸다. 그는 손끝으로 난초 잎을 수차례 흔들며 나를 보았다. 나는 그게 다냐고 물었다. 그는 화가 난 듯이 기운을 모으더니 전화번호부만큼 두꺼운 여성 월간 잡지 한 권을 손바닥으로 붙여 들어 올렸다. 잡지는 그의 손바닥에서 내가 그만하라고 할 때까지 붙어 있었다. 조금은 신기한 일이었다. 그러나 그 정도의 기공 능력으로 어찌 난치병을 치료할 수 있다고 자신할 수 있는지는 확신할 수 없었다.

내가 여전히 모호한 표정을 짓고 있자 그는 답답한 듯이 유리컵에 쌀을 붓고 그 안에 손가락을 넣고는 내게 숟가락을 들어보라고 했다. 숟가락은 맥주 컵에서 쑥 빠져나왔다.

"그렇지요? 그러면 이제부터 컵에 담긴 쌀알에 기를 불어넣고 내가 숟가락을 들어 올려 보겠습니다. 그렇지만 이런 것은 기의 본체가 아니라는 것을 알아야 합니다."

그는 손가락에 기를 모아 맥주 컵 속으로 흘려 넣은 다음 숟가락 끝을 잡고 천천히 맥주 컵을 들어 올렸다. 순간 맥주 컵이 숟가락에 매달려 올라왔다. 상식적으로는 있을 수 없는 일이었다. 나는 속으로 무언가 그에게 어떤 기공 능력이 있다는 것을 확인했다. 내게 찾아오는 기치료사들 가운데 이 정도의 기공 능력을 보인 사람은 사실 아무도 없었지만 그런 능력만으로 어떻게 우리가 난치병으로 알고 있던 자폐증과 간질, 오래된 중풍과 강직성 척추염, 정신분열증을 고칠 수 있다고 확신할 수는 없는 일이었다.

"직접 나의 치유기공을 경험해 보십시오. 아기 손처럼 부드럽고 시냇물처럼 깨끗합니다. 흔히 멀리서 사람을 쓰러뜨리거나 공중으로 날아오르는 기공과는 전혀 다릅니다. 인체의 신맥을 타고 막힌 혈맥을 뚫어주고 마음을 평화롭게 합니다."

그는 자리에 양반 자세로 앉으라고 한 뒤 정수리의 백회혈에서 기를 투여했다. 백회혈에만 투입했는데 상당히 편안했고 기분이 좋았으며 눈이 감겨 왔다. 슬슬 졸음이 왔다. 그게 그와의 처음 만남이었다

"주로 어떤 환자들이 옵니까?"

"사회적으로 지위가 있는 환자에서부터 가난한 이들까지 난치병으로 오래 고통 받는 환자들이 대부분입니다. 이름 있는 환자들도 오는데 그 중에는 대학병원장이 소개해 보내주는 사람도 있습니다. 난치병을 앓던 가족 중 한 사람을 낫게 해준 뒤 인연이 됐습니다. 저를 100% 믿는 것이지요."

"김 선생의 기치료는 어떤 원리입니까?"

"기는 하늘의 근본입니다. 태초에 기가 있었습니다. 만물의 근원이 기로부터 비롯됩니다. 하늘의 기를 받아 환자의 오장육부의 음양기운을 조절해 질병에 대한 면역력을 높이는 원리입니다. 기는 부모에게서 받은 것과, 섭생으로 받는 것, 자연에서 받는 것이 있습니다. 나는 인체의 경락, 경혈

의 전체 기능을 회복시키는 혈도술을 씁니다. 몸 전체의 기운을 돌린 뒤 아픈 부분에 대해 집중적으로 치료를 시작합니다. 그래서 기치료를 받으면 온몸의 긴장이 풀리고 몸이 편안해지며 잠이 옵니다.”

“치료를 받는 사람의 느낌은 어떻습니까?”

“편안하고 뜨거운 열감을 느끼게 됩니다.”

“치료 뒤에 시술자 본인이 고통 받는 일은 없습니까?”

“전혀 그렇지 않습니다. 제 경우는 축기한 기운을 사용해 환자를 치료하기보다는 우주의 기를 환자에게 전달하는 코드 역할을 합니다. 당연히 부작용이 있을 리 없지요. 나는 기를 수련하면서 마음의 본래 자리를 찾는 수행을 하고 전생의 삶도 살펴보았습니다. 마음공부는 성품의 본래 자리를 알고 우주의 이치를 깨닫는 공부입니다. 컵에 물이 담겨 있으면 다른 것을 담을 수 없듯이 마음이 비어 있어야 다른 것을 담을 수 있습니다. 그 빈 자리에 하늘의 기운이 담깁니다.”

그 뒤로 십 수 년이 지나면서 나는 그의 기치료 능력이 독보적 수준에 이르는 것을 실제 눈으로 보고 경험하게 되었다. 어떤 난치병이든 자신이 있다는 그의 모습은 처음에는 믿기 어려웠지만 시간이 지나면서 그에게 특별한 기치료 능력이 있다는 것을 눈으로 보고 확인하게 되었다.

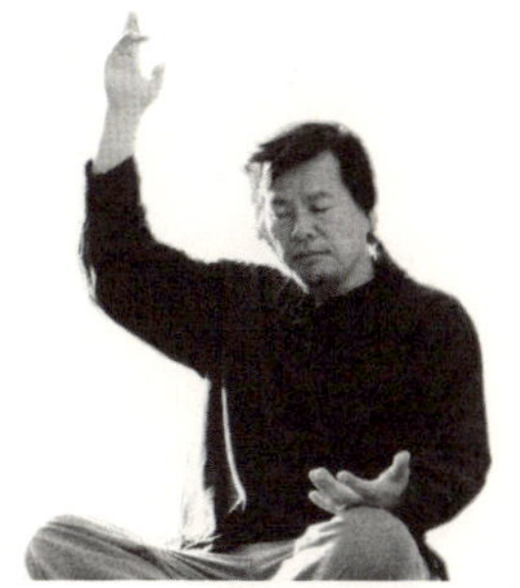

PART

02

식물인간을 위한 기치료

병원에도 기공과(氣功科)가 있어야 한다

그를 만난 이후부터 지금까지 그와 수많은 대화를 하고 그의 기치료를 지켜보았다. 그 이후로 그의 기치료 능력은 점점 상승했으며 특히 빙의된 사람들을 치유하는데 탁월한 능력을 보였다.

그는 자신의 기치료 능력이 단순히 기 수련에서 얻어진 것이 아니라 참선과 명상에서부터 시작해 하늘이 내린 자연과 우주에 대한 근본적인 질문에 대한 문제를 하나씩 풀어냄으로써 비로소 기치료 능력과 예지력을 갖게 되었다고 했다. 그 뒤 기치료에 대한 수많은 이들을 만나 보았지만 아직까지 그처럼 자신만만한 이도 만나지 못했고 실제로 그처럼 빙의된 이들과 난치병들을 쾌유시키는 이도 보지 못했다.

처음 그를 만났을 때 그는 병원에서 오랜 기간 동안 식물인간으로 누워 있는 환자들을 치료하고 싶다고 했다.

"병원에서 식물인간으로 누워 있는 사람이 적지 않습니다. 의학계와 협조해서 기치료 직전의 상태와 기치료과정을 과학적 자료로 검증하면 되지 않습니까. 대부분 식물인간 상태로 되는 이유로 마취후유증으로 뇌에 가스가 가득차서 신경 마비가 오기 때문입니다. 뇌에 찬 가스를 기공으로 제거하면 몸은 저절로 회복이 됩니다. 식물인간이 된 기간이 얼마나 오래 됐는가에 따라 어느 정도의 시간은 걸리겠지만 나는 자신이 있습니다. 백회에서부터 발끝까지 기를 흘려보내면 환자 상태에 따라 회복기간은 다르겠지만 반드시 치유가 됩니다. 그렇게 된다면 우리나라에서도 기공이 제도권 안에서 활성화되어 기공에 대한 과학적인 접근도 이루어질 것이고 수많은 사이비들도 사라질 것입니다."

그는 어떤 알 수 없는 원인으로 식물인간이 된 환자를 기로 치료해 정상적으로 되돌릴 수 있다고 자신했다. 병원과의 공동연구로 기치료를 한다면, 병원 측에서 기치료에 따른 인체의 변화를 임상자료로 만들어 기의 과학적 해명도 가능할 뿐 아니라 불치병 또는 난치병으로 고통 받고 있는 환자들에게도 큰 도움이 되지 않겠느냐는 것이다.

나는 그의 제안을 기사화하고 식물인간이 되어 누워 있는 환자가 있는 병원에 기치료 후 혈압과 심장 박동, 백혈구 수치, 환자의 움직임 정도 등이 어떻게 달라지는지 과학적인 실험을 할 것을 제안했지만 어떤 병원도 그 제안에 응하지 않았다. 그 이유는 두 가지가 있었는데 하나는 기로 식물인간을 정상 상태로 되돌리는 것 자체가 신빙성이 없다는 것이다. 식물인간에 대해 병원이 할 일은 생명 유지를 위한 치료밖에 없었는데도 우리의 현대의료체계는 기 자체를 인정하지 않았다. 기약 없이 생명 유지를 위한 영양분을 체내에 주입하면서 우연이나 기적을 기다리는 자체가 오히려 더 비논리적인 처사로 생각되었다. 또 하나는 만약 의학계에서 인정하지 않는 기치료로 식물인간이 정상이 된다면 의학계에 심각한 타격을 줄 수도 있기 때문이었다. 오히려 그런 실험을 통해서 기가 인체에 어떤 영향을 미치는지 체계적인 자료를 확보할 수 있는 일이었고 기에 대한 의학적 접근이 이루어질 수도 있는 일이었다. 그의 제안을 받아들이는 병원이 없어서 상당히 아쉬웠다.

우리나라와 달리 중국에는 병원에 기공으로 치료하는 기공과가 따로 있다. 아직 우리나라에서는 그런 체계는 갖추고 있지는 않지만 기(氣)에 대한 관심이 갈수록 높아지면서 일반인과 대학에도 기 동아리가 생겨나고 기공으로 난치병과 불치병을 치료한다는 사이트도 최근 들어 우후죽순으로 생겨나고 있어 그만큼 기에 대한 인식이 과거와 달리 나아진 것은 사실이지만 그만큼 피해도 적지 않다. 다시 말하면 수많은 기치료 사이트에서 강조하는 치료기공으로 실제 환자들을 치유하는 경우는 그렇게 많지 않기 때문이다.

기에 대한 관심이 늘어나면서 기치료의 원조라고 할 수 있는 중국 기공사들도 국내에 많이 찾아와 기공으로 특별한 시연을 해보였다. 중국 기공사 지롄위안(季連元)이 맨손으로 손수건을 불태워 보였고, 양수용(楊述勇)이 만 원권 지폐를 접어 플라스틱 젓가락 3개를 자르는 시범을 보이고 나뭇잎을 잘게 찢었다가 다시 원형으로 되돌리는 시범을 보인 적도 있다. 고장 난 시계를 움직이게 하거나 국내에서도 맨손으로 씨앗을 싹트게 하는 시범도 있었다. 이런 사실은 사람들에게 기는 무엇이든지 할 수 있다는 기 만능사고를 불러일으키게도 했고, 기가 모든 병을 치료할 수 있다는 신비주의 바람까지 몰고 왔다. 그러나 문제는 기치료사가 어떤 기공 능력을 가지고 있는가 하는 것이다. 치료기공을 한다고 누구나 병을 치유할 수는 없는 일이다.

TV에 기 수련으로 담뱃갑을 넘어뜨리는 내용이 방영되자, 다른 TV 프로그램에서 이를 과학적으로 반박하는 내용이 나오고, 이를 다시 반박하는 내용이 나오는 등등, 이제 기는 일상적이고 대중적인 관심사가 되었다. 중국 태생의 러시아 의사 치앙 칸젠은 오리를 커다란 드럼통에 가두고 돌리면서 퍼드덕거리는 오리로부터 나오는 기를 에너지 채집장으로 받아 달

갈에 쪼인 결과, 부화된 달걀 5백 개에서 4백 80마리의 병아리가 나왔는데, 그중 25%는 발에 물갈퀴가 달려있고, 80%는 머리 모양이 오리처럼 넙적했다고 학계에 공개한 바가 있었다. 최근 러시아에서는 이런 실험의 결과에 힘입어 젊은 사람의 생체 에너지장(場)을 노인에게 쪼여 회춘하는 결과까지 얻었다고 한다.

이처럼 기의 세계는 신비하고, 최근 과학적 접근으로 그 신비가 조금씩 벗겨지고 있다. 국내 기 인구는 대략 1백 50만 명 정도 추산되고 있다. 요즘은 국내 한의과 대학에서도 기를 강의 과목으로 채택해 기에 대한 학문적 접근을 하고 있고 관심 있는 이들은 수련을 통해서 기공을 연마하고 있다.

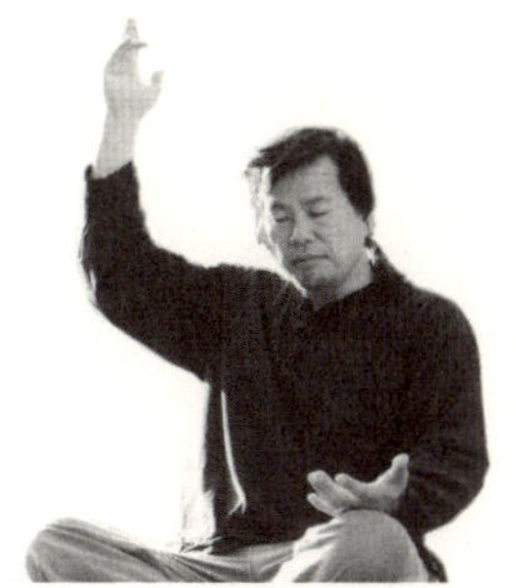

PART

03

기(氣)

우주의 무한한 에너지

도대체 기는 무엇이고, 어떻게 하면 이런 능력을 얻을 수 있을까.

그는 기에 대해 말하려면 몇 날을 말해도 끝이 없지만 우선 간단하게 설명하겠다고 말했다.

"기는 우주에서 존재하는 유형, 무형의 모든 존재의 생명의 근원으로 그 스스로 복원력과 치유력을 가지고 있습니다. 인간과 자연을 본래의 건강한 상태로 되돌리는 힘입니다."

나는 그가 어떻게 해서 치료기공을 소유하게 되었는지 궁금했다. 그의 경력이 어떤 과정을 거쳐서 기치료사가 되었는지 알고 싶었던 것이다.

"어릴 때부터 몸에서 이상한 기운을 느꼈지요. 다른 사람의 미래가 들여다보이고 몸속에서 소용돌이치는 알 수 없는 기운이 강하게 느껴졌습니다. 그러니 학교공부가 온전하게 될 리도 없고 자연히 관심이 다른 데로 갔습니다."

그는 어려서부터 자신의 몸에서 일어나는 이상한 기운을 감당할 수 없어 전국의 산을 찾아다니기 시작했다. 그중에서 그가 가장 많이 찾았던 곳은 팔공산 갓바위였다. 그는 갓바위를 올라 명상을 하며 기 수련을 하기 시작했다고 한다. 그는 전국의 명산을 다니면서 기운을 교감하고 하늘의 소리를 듣기 시작했다고 했다. 그는 도 공부를 하는 것이 좋았다. 어릴 때부터 어머니를 따라 절에 다니면서 산을 즐겨 찾았다. 산에 가니까 마음이 편하고 느낌도 좋았다.

"그런 어느 날, 눈 내리는 산길을 오르는데 몸 가는데 기가 있고 마음 가는데 기가 있다는 것을 깨달았지요. 기치료를 해보면 어른들 보다 어린이들이 훨씬 효과가 빠르게 나타납니다. 그것은 어린이들이 성인들 보다 기맥이 덜 막혀 있기도 하지만 마음이 탁하지 않기 때문입니다."

그는 마음이 기를 움직이고 기가 인체 내에서 자유롭게 흐를 때 몸은 더 쉽게 마음과 일체가 되어 함께 움직이는 것을 체험하면서 일찍부터 인생의 항로를 기 수련으로 정했다. 기 수련을 하면 할수록 피가 맑아짐을 느꼈고 산길을 아무리 달려도 심장의 박동은 평상시 걸을 때와 똑같이 뛰었다. 마음을 집중해 기를 자신의 몸 곳곳으로 보내게 되었다. 그의 몸이 기의 통로가 되어 있었다. 그는 자신도 모르게 임맥과 독맥을 통해 기를 순환시키고 손끝과 발끝으로 하늘의 기운을 받아들이고 있었다. 감기조차 한 번도 걸리지 않았다.

그는 수련을 할수록 자신의 기공이 강해지는 것을 느꼈고 예지 능력까지 생겼지만 주변의 사람들은 그를 이해할 수 없다는 시선으로 보았다. 32살 때부터 백불원이라는 기치료원을 열고 본격적으로 기치료에 나섰다. 현대의학의 한계와 세계적으로 기에 대한 사회적 관심이 새롭게 조명되면서 그는 자신의 능력을 인정받기 시작했다. 그에게 찾아오는 이들은 대부분 오랜 병으로 고통 받은 이들이 대부분이었다. 온갖 병원을 전전하고 심지어는 무속인에게까지 의지했다가 거의 마지막에 찾아오는 경우가 많았다.

"흔히 기치료를 통해 단번에 나았다는 이야기를 많이 들어요. 그러나 기치료는 한두 번에 금방 되는 것이 아닙니다. 병은 금방 나타나는 게 아니기 때문에 최소한 몇 달 간의 치료기간을 가져야 합니다. 또 잘못된 기치료를 받으면 부작용도 많습니다. 병이 깊어가고 오랜 시간이 걸리는데 어떻게 금방 완치가 되겠습니까. 특히 빙의된 사람은 몸에 붙은 영혼을 쫓아내어 천도하고 다시 몸에 달라붙지 않도록 몸과 마음을 기력으로 강화해야 합니다.”

오랫동안 육신이 고장난 환자에게는 지속적으로 기를 투입하여 전체의 기맥을 되돌려 놓아야 정신의 기력도 강화될 뿐 아니라 장부의 기능도 회복되고 면역기능도 회복된다는 것이다.

그는 기가 인체에 투입되면 뇌 세포를 정상화시키고 뇌 호르몬의 분비를 활성화시켜 인체의 자연 치유력을 높여준다고 했다. 그래서 자신이 기를 투여한 결과 특히 간질, 중풍, 정신분열, 중추신경장애에 따른 파킨슨병에 탁월한 효과를 보인다고 말했다.

“나는 과학자도 의학자도 아닙니다. 수행과 수련을 통해 하늘의 목소리를 들었으며 기치료 능력을 받았습니다. 기가 어떻게 병을 치유하는 지의 과정은 현대과학 또는 의학이 밝혀야 할 분야입니다. 그러나 과학으로 증명할 수 없다고 해서 그것이 잘못되었다는 주장에는 동의할 수 없습니다. 과학이 밝혀 낼 수 없는 일은 세상에 너무나 많습니다. 그것은 어쩌면 과학의 불완전성을 드러내는 부분이기도 하지 않겠습니까.”

그는 기치료사의 능력이 어떠한가는 훈련되고 제한된 자체 내공을 쓰는 게 아니라 우주의 무한한 에너지를 기치료사의 몸을 매개체로 해 환자의 몸에 주입하는데 달려 있다고 했다. 그래야만 기를 거듭 투입해도 그 에너지가 약해지지 않고 치료사의 내공도 소진하지 않는다는 것이다.

그는 “기공이란 우리 인체 내에 있는 기운을 증강시켜 몸과 마음을 튼

튼히 하는 방법인데, 수련 목적에 따라 체력을 단련하는 무술기공, 몸을 뜨게 하는 경기공, 인체투시나 원격 탐지 능력, 그리고 바람과 구름을 부르는 특이기공, 몸의 질병을 치료하는 치료기공 등 다양한 기공법이 있다"고 설명했다.

그는 "이 가운데 치료기공은 가장 어려워서 국내에서 치료기공을 쌓고 있는 사람은 상당히 드문 편이라고 말했다.

그는 "한두 번 만에 기치료로 오랜 병이 완치된다는 엉터리 소문을 믿고 치료를 받았다가 돈만 날리는 경우도 적지 않다. 아직 국내에서는 기치료사에 대한 법적인 제도조차 마련되어 있지 않아서 기의 진정한 의미를 훼손시키고 있는 실정"이라며 기치료에 대한 국가적인 연구와 지원이 필요하다고 역설했다.

그의 기치료 사례는 많았다. 퇴행성관절염으로 아파트 계단도 오르지 못했던 이가 그에게서 기치료를 받은 뒤 가벼운 등산을 할 수 있게 된 경우도 보았고 또 강직성 척추염을 앓고 있어 목을 돌릴 수 없고 혼자서 운전도할 수 없을 정도로 병이 악화되었다가 그의 기치료를 통해서 목도 움직여지고 혼자서 운전할 정도로 호전되었다는 사법시험 출신의 공무원도 만났다. 오랜 중풍으로 지팡이를 짚고 부축을 받은 이가 3개월 뒤에 완전히 회복된 모습도 보았다.

기치료가 새로운 치료분야로 각광을 받는 것은 난치병이나 불치병에 대한 현대의학의 한계 때문이기도 하다. 20세기가 상대성 이론과 양자역학을 통한 과학혁명의 시대라면 21세기는 기에 의한 혁명이 일어날 것이라고 주장하는 사람도 많다. 국내에서도 단학선원, 석문호흡 등 기 수련 단체가 새롭게 등장함으로써 기는 이제 많은 사람들에게 친숙한 용어가 되었지만, 아직도 그 실체에 대해 반신반의하는 이들도 있다. 그러나 최근 기에 대한 연구를 대학에서 교과목으로 채택해 학문적 접근을 하고 있어기 과학의 신비함을 풀어나가고 있다.

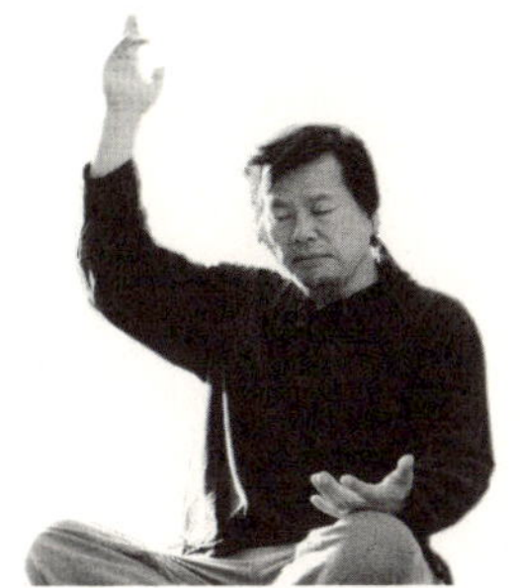

PART

04

우주와의 대화

하늘의 소리를 들으면 자연의 모든 소리를 듣는다

그는 기치료원을 연 때부터 지금까지 끝없는 수행의 연속이었다고 말했다. 그는 하늘의 뜻에 따라 수행을 했으며 그때마다 한 단계씩 기공이 상승했다는 것이다. 한번은 그가 나에게 믿기 어려운 말까지 했다.

"이제는 어떤 영혼과도 대화할 수 있고, 꽃과 나무, 별들과도 대화할 수 있습니다. 조상은 물론이거니와 원한다면 맹자와 공자의 혼령을 불러내어 대화할 수도 있지요."

보통사람이 그런 말을 하면 정신이 나갔거나 아니면 우스갯소리로 하는 말로 들었을 것이지만 나는 그가 터무니없이 내게 그런 말을 하지는 않았을 것이라고 생각했다. 그렇지만 듣기에 황당하고 장난스러운 기분이 들지 않는 것도 아니었다.

"그러면 공자나 맹자와 대화할 때는 중국말로 합니까?"

나의 질문에 그는 웃었다.

"세상에 한 번 존재한 것은 없어지지 않습니다. 이런 것과 같지요. 육신이 없어져도 그 혼령은 여전히 이 우주 속에 존재합니다. 사람이 죽으면 혼은 날아가고 백은 뼈에 남아 머물러 있다가 흙으로 돌아갑니다. 지구상에 처음 있었던 물의 양과 지금의 물의 양이 다르지 않는 것처럼 우주에 있는 모든 존재의 총질량은 변하지 않습니다. 나무가 타면 재가 남습니다. 그렇지만 나무의 존재는 사용할 수 있는 에너지에서 사용할 수 없는 에너지로 바뀐 것에 불과합니다. 세상의 모든 것들은 늘어나지도 않고 줄지도 않습니다. 부증불감이지요. 태초와 달리 지금은 인구가 60억이 넘는데 어떻게 늘지 않았느냐고 묻겠지요. 인구가 많아진 대신 나무가 그만큼 줄어들었습니다. 공룡도 없어졌지요. 또 멸종된 동식물은 얼마나 많습니까. 결국 똑같습니다. 우리 눈에서 사라진 것들은 영혼의 세계로 갑니다. 영혼의 세계는 오래 전부터 존재해 왔습니다. 다만 눈에 보이지 않을 따름입니다. 눈에 보이지 않는다고 그것을 다 부정한다면 세상은 반쪽만 남아서 살아갈 수가 없습니다. 그것은 맹인의 세상과 똑같지요. 우리 눈에는 보이지 않지만 뛰어난 능력자의 눈에는 다 보입니다. 내가 어떤 영혼을 불러내었을 때 어느 나라 언어로 하는지는 전혀 중요하지 않습니다. 중국어도 한국어도 영어도 필요 없어요. 심어로 합니다."

"심어라니요?"

"마음의 언어이지요. 꽃도 나무도 마찬가지입니다. 하늘의 소리를 들으면 자연의 모든 소리를 들을 수 있고 마음의 말로 서로 소통할 수 있습니다. 내가 괜히 과장하는 것처럼 들리는 모양인데 바로 그게 도법입니다."

도법이라니?

나는 그가 단순히 기치료 능력을 가진 특별한 사람 정도로 알고 있었는데 그는 갈수록 어려운 말을 했다. 나는 묻지 않을 수가 없었다.

"무엇이 도법입니까?"

"세상의 수만 가지 법을 하나로 만드는 것이 도법입니다. 세상에는 수많은 진리들이 있습니다. 무속에서부터 교회, 성당, 사찰, 이슬람사원 등 그 수많은 가르침의 이치들을 하나의 선로로 만드는 것이 도법이지요. 다시 말하면 하늘의 소리로 통폐합하는 것입니다. 그것은 바로 미륵의 법이

기도 합니다. 물질이 모든 것을 대신하고 갈수록 자연이 파괴되어 신음하는 지구의 현실은 미륵에 대한 기다림을 절실하게 합니다."

미륵이라면 부처님이 말씀하신 대로 56억7천 년 뒤에 미륵이 세상에 와서 인간을 구제한다는 바로 그 미륵의 법이란 말인가. 미륵경전에 따르면 미륵은 부처님에 의해 구제받지 못하는 중생을 구제하는 미래의 부처님이다. 56억7천만 년 뒤에 미륵이 이 세상에 내려와 중생들을 구제할 것이라고 한다. 미래불 미륵은 도솔천에 있으면서 미래의 이상세계를 건설할 것을 구상하고 있으며 앞으로 세상을 다스릴 부처님이 바로 미래불인 미륵이라고 한다. 경전에는 부처님의 가르침이 그 기능을 다하지 못하는 말법의 시기가 계속되다가 오랜 시간 뒤에 마침내 미륵이 출현한다고 밝히고 있다.

"미륵법이라는 게 중생을 구제한다는 뜻인가요?"

"모든 종교는 중생 구원 구제가 목적입니다. 대구에서 서울 가는 길은 목적지는 같지만 고속도로, 비포장도로, 비행기, 기차 등 가는 방법이 다릅니다. 예수와 석가세존도 중생 구제를 목적으로 합니다. 말로 하는 것이 아니라 몸소 경험하고 그것을 토대로 해서 중생의 마음이 되어 그것을 제도하는 것이지요. 다시 말해서 배고픈 자에게 아무리 좋은 진리도 필요가 없습니다. 우선 밥 한 그릇이 필요하고, 마음이 어두운 자에게는 빛을 안겨줘야 하고, 병든 자에게는 병을 완치하게 해야 합니다. 돈 때문에 목숨을 끊는 이에게는 돈을 마련해 주는 것이 중생의 구원 이치입니다. 우리가 잘 알고 있는 성녀 테레사 수녀가 인도의 빈민가에서 가장 먼저 한 일이 바로 그것입니다. 배고픈 이에게는 밥을 주고 병든 이에게는 치료를 받을 수 있도록 했습니다. 그러면서 그 수녀는 가난한 자들로부터 순결한 마음이 있다는 것을 알았습니다. 테레사 수녀가 이웃에 며칠 동안 밥을 굶고 있다는 이야기를 듣고 밥 한 공기를 들고 그 사람을 찾아가니 그는 밥공기에서 반을 덜어놓는 것이었습니다. 혼자 먹어도 양이 차지 않는데 왜 밥을 반을 덜어놓느냐고 물으니 그 사람은 옆집에 자신보다 더 오래 굶은 사람이 있어 그 사람에게 갖다 주기 위해서라고 했다고 합니다. 그것은 단순히 밥 반 공기의 마음이 아니지 않겠습니까. 사람의 마음속에는 어떤 고통에도 불구하고 이웃을 사랑하는 마음이 있다는 것을 밥 반 공기가 우리에게 가르쳐 주고 있지요. 사람들이 믿는 종교가 다 달라도 그 추구하는 길은 한 가지임에 틀림이 없습니다. 나는 수련을 통해서 하늘의 소리를 들었습니다. 그 과정에서 육체적으로 현실적으로 수많은 고통을 받았습니다. 그 수련 과정을 통과할 때마다 하늘의 명패를 받았습니다. 하늘은 하나의 소리입니다. 전체를 하나로 만드는 것이 도법이고 이는 곧 중생의 구제로 이어집니다. 어떤 종교든 진리는 하나입니다. 하늘은 공평무사해서 어떤 종교에게만 특별히 구원을 주는 것이 아닙니다. 하늘은 균일하게 똑같이 해주는데 인간이 편을 갈라 자기 종교만 주장하는 것은 없어져야 합니다. 태양이 교회나 성당, 절만 비추는 것이 아니지 않습니까. 하늘은 우리를 스스로 느끼고 체험하고 깨닫게 만듭니다. 하늘은 텅 비어 있습니다. 하늘이 비워있다는 것은 우리도 비워야 하늘의 이치를 가질 수 있다는 뜻입니다. 사람은 종교를 가지면서 끊임없이 돈, 합격 승진, 행복 등을 요구하고 달라는 것 밖에 없어요. 그러나 그것을 원하기 전에 마음의 어두운 그림자를 지워내고 맑고 깨끗하게 했을 때 진정 자신이 원하는 상생의 기운이 들어옵니다. 미륵의 법은 중생의 법입니다. 아픈 사람은 낫게 하고 마음이 어두운 자에게는 빛을 줍니다. 미륵은 깊은 산 속에 홀로 사는 것이 아니라 사람들 사이에서 사람들과 더불어 살기 때문에 온갖 오해도 받고 질투도 받습니다. 때로는 어리석고 때로는 비범하며 때로는 평범하게 보입니다. 그 속에 아픔이 있지요.”

그의 목소리는 너무 커서 귀가 왕왕 울렸다. 그는 마치 싸움을 하듯 말하는 것 같아서 나는 웃음이 나왔다.

“목소리 좀 낮게 말하면 좋겠는데요.”

“원래 목소리가 큽니다. 그리고 내 말이 뜬구름 잡는 이야기로 아는 이들이 많아서 나도 모르게 자꾸 목청이 높아집니다. 그런데 분명한 것은 세상의 어떤 기공을 가진 자가 와도 나는 조금도 겁나지 않다는 겁니다. 그 이유는 그만큼 수련하면서 고통을 치렀기 때문입니다. 기는 곧 마음의 행로이고 그것은 하늘의 이법이기도 합니다. 하늘의 소리를 통해 기 수련을 했는데 땅 위의 무엇을 염려하겠습니까?”

그는 여전히 큰 목소리로 말을 했고 그와 이야기를 하면 어느새 나의 목소리도 높아지곤 했다. 나는 그가 어느 정도의 능력을 가지고 있는지 어떤 과정을 통해 수행했는지 궁금했다.

“많은 사람들이 기를 수련하고 싶어 하고 도처에 도를 닦는 이들도 많은 데 백불 선생은 어떻게 수련을 했습니까?”

“도를 닦는 자는 말과 행이 같아야 합니다. 내가 아무리 능력이 있다 하더라도 자신을 과신하고 낮추지 않으면 하늘이 그 능력을 거두어갑니다. 지상보다 낮으면 낮을수록 기의 거대한 바다가 몸 안에서 이루어집니다. 그리하여 마음을 내려놓아야만 자연의 모든 소리를 경청할 수 있고 낮은 마음자리에서 고요하면서도 부단히 움직여 수행을 해야 합니다. 고요함과 움직임이 서로 어울려야 비로소 그 경지가 높아집니다. 고요함만 있으면 자신만의 깨달음에 머물기 쉽고 움직임만 있으면 기력의 깊이가 없습니다. 그래서 현실적으로 참선만으로 수행하는 방법은 견성하는 정적인 공부이지만 도법은 정과 동을 두루 갖춘 강한 법이어서 초능력을 펼칠 수 있습니다. 그래야만 비로소 기치료 능력을 가질 수 있습니다. 우리나라 도법의 줄기는 의상대사와 도선국사, 서산대사, 자장율사, 진묵대사와 같은 계열로 보면 됩니다. 서산대사는《주역》의 달인이었고 앞날을 훤히 내다보았으며 진묵대사는 수많은 이적을 행하면서도 고요히 수행한 분입니다. 펄펄 끓는 구리 솥에 들어 있는 물고기들을 통째로 들이마시고 물속에 똥을 누면 물고기들이 살아 있는 채로 헤엄쳐 다녔습니다. 진묵대사가 신장들의 이마를 툭툭 치면 신장들은 이마가 아파 진묵대사가 시키는 대로 했다고 합니다."

"계룡산을 비롯해서 전국의 명산에서부터 수많은 이들이 기 수련을 하거나 도를 공부하고 있는데 백불 선생과의 차이점은 어떤 것입니까?"

"나는 이론적으로 무엇을 배운 것은 없습니다. 오직 하늘의 소리를 듣고 그대로 행했을 뿐이지요. 지금 많은 이들이 기와 도를 공부하지만 자기를 무너뜨리는 작업을 먼저 하지 않으면 그 정점에 이르기 어렵습니다. 내 자신을 없애야만 사물을 정확하게 볼 수 있고 자연의 움직임을 확연히 알 수 있습니다. 예를 들면 새가 울 때 내가 기분이 좋으면 기분이 좋아 노래한다고 판단하고 내가 우울할 때 새들이 울면 슬퍼서 운다고 합니다. 또 배가 고플 때 새가 울면 배가 고파 운다고 합니다. 그게 사람의 마음입니다. 진짜 새들이 되어 보면 전혀 다른 답이 나옵니다. 기 공부의 첫걸음은 상대의 마음에 교감하는 것입니다. 기 공부를 하는 이들이 초능력이 생기고 기치료로 난치병을 고칠 수 있다고 하는데 오랜 수련의 경험으

로 봐서 그런 능력을 가진 이들은 찾기 어렵습니다. 하늘의 법은 누구에게
나 주어지지 않습니다. 준비와 수련, 고통을 감내하고 그것을 뛰어넘어야
만 결과를 주는 것이 하늘의 법입니다. 말로 표현할 수 없는 어떤 경계를
뛰어 넘어야만 하늘로부터 메시지를 받습니다. 수많은 잡초들이 추운 겨
울을 만나 위에는 다 죽고 뿌리로 연명하며 봄을 기다립니다. 그 추위를
이겨내지 못하면 말라 죽고, 추위를 이겨내면 봄을 맞이하지요. 바로 그때
부터 하늘의 기운에 감응하는 기운을 스스로 운용할 수 있습니다. 비로
소 질병을 치료하고 빙의를 퇴치하는 능력이 생기지요. 자기 자신을 다스
리지 않고 어떻게 남을 치료할 수 있겠습니까? 의과대학에 들어가 수많은
시험과 오랜 과정을 거쳐 전문의가 되는 것처럼 기치료도 그와 같습니다.
하늘의 시험에 통과해야만 비로소 그 능력을 얻을 수 있습니다. 왜냐하면
하늘은 기로 이루어져 있고 기의 근원이 하늘에서 있기 때문입니다."

그는 하늘의 시험에 대해서 여러 번 강조했다. 그가 말하는 하늘의 시
험은 자신이 원하는 것도 아니고 그 과정이 너무 고통스러워 여러 번 포
기하고 차라리 죽고 싶을 정도로 고통스러웠다고 했다. 기치료를 해 온 지
금까지 자신이 능력이 없었다면 벌써 사기꾼으로 몰렸을 것이라고도 했
다. 그만큼 철저히 수련하고 공부해서 자신의 기공 능력을 높여 나갔다고
했다. 그는 하늘의 시험이 들어오면 자신의 의지와는 전혀 상관없는 일이
일어난다고 했다. 하늘의 율법, 진리 등 마음을 비우지 않고 경청, 사물의
이치를 알지 못하면 풀 수 없는 시험이 거듭 된다는 것이다.

"10개월간 눕지 않고 앉아서 공부하는 장좌불와(長坐不臥)의 과정이
하늘로부터 주어졌습니다. 장좌불와는 내가 하고 싶어서 하는 것이 아닙
니다. 그 시간을 오직 큰 지혜로 넘어야 합니다. 하늘의 시험은 목숨을 담

보로 하고 내 의지와 관계없이 시작됩니다. 장좌불와는 고요함의 기초가 갖추었을 때 내리는 하늘의 첫 시험입니다. 내가 그것을 거부하고 누웠을 때 육신의 고통은 이루 말할 수 없습니다. 지혜와 인내와 근기, 오직 하늘을 믿고 보이지 않는 세계를 믿고 가지 않으면 이 길고 긴 터널에서 빠져나올 수 없습니다. 다 밝힐 수는 없지만 시험을 하늘에서 내리는 것은 그 근기를 보는 것입니다. 시험을 통과해야 그만큼의 능력을 주는 법이지요. 하늘의 법은 정확하고 공짜가 없습니다. 그래서 인생에도 절대 공짜가 없지요. 지금 눈앞에 당장 공짜로 보인다 해도 그것은 하늘의 이치에 따라 언젠가 대가를 치러야 합니다. 열 평의 농사를 지으면 열 평, 백 평은 백 평, 천 평의 농사는 천 평의 대가를 받는 것처럼 시험의 결과도 그와 같습니다. 그게 하늘의 이치입니다. 열 평 농사를 짓는 사람은 백 평의 농사꾼보다 여유롭게 지내지만 그 성취감이 현저하게 다릅니다. 수많은 불보살들이 내게 화두를 던집니다. 그것을 하나씩 관통해야 법을 깨닫고 하늘의 신관들이 내는 문제를 뚫고 나가야 비로소 하늘이 주는 명패를 받습니다. 하늘의 명패가 없이는 전부 거짓이지요. 하늘의 시험을 통과했다는 명패가 없이는 누구도 제도할 수 없습니다. 사법시험에 합격하고 연수를 해야 비로소 판사와 검사, 변호사로 일할 수 있는 것처럼 하늘의 법도 그와 같습니다."

그는 점점 알 수 없는 말을 했다. 도대체 하늘의 시험은 어떤 것이며 수많은 불보살들이 던지는 질문은 어떤 것인지 궁금하지 않을 수 없었다. 그는 그것은 밝힐 수 없다고 했다. 하늘의 명패는 구체적으로 어떤 것인가 하는 질문에는 빙그레 웃으며 말했다.

"사람의 마음을 읽어낼 수 있고 그것을 어루만질 수 있는 것이 바로 하늘의 명패이며 그것은 하늘에 기록되어 있습니다. 보이지 않는 세계를 언어로 설명할 수는 없으나 사람의 현재, 과거, 미래를 내다보고 우주법계의 진리를 알아야 하늘의 명패가 걸립니다. 그리하여 부드러움과 강함의 조화 속에서 기의 도법이 비로소 완성됩니다. 그것을 다 공부하지 못하면 한 면만 알기 때문에 빙의에 든 영혼들을 떼놓아 천도할 수 없고 육신의 병들을 제도할 수도 없습니다."

그는 12살 때부터 기를 수련해 40년이 넘었지만 그는 아직도 갈 길이 남아 있다고 했다. 그는 하늘의 시험과정을 거치면서 대부분의 질병들이 영혼들과 깊은 관련이 있다는 것을 알았다. 인간의 몸은 어떤 것도 스며들 수 없을 정도로 꽉 차 있는 것 같지만 도법으로 보면 몸 구석구석, 장부마다 빈틈이 너무 많고 그 속에 인연 따라, 또는 아무 연고도 없는 영혼들이 깃들어 수많은 질병을 일으키고 정신적인 혼란을 초래한다고 했다.

최근에는 다양한 매체들이 접신현상이나 빙의되어 이상행동을 일으키는 환자들에 대한 퇴마사들의 치료과정이 많이 방영이 되고 있어 빙의가 큰 질병을 일으킨다는 주장이 그리 낯설지 않지만 여전히 미심쩍어 하고 그런 현상 자체를 믿지 않는 이들도 적지 않다.

그는 수련과정이 극에 이르면서 점차 외계와 교신하는 것처럼 우주와 대화를 하기 시작했다고 말했다. 사물의 뒤에 있는 것이 보이지 않는 것처럼 우주에도 보이는 세계와 보이지 않는 세계가 있다는 것을 그는 그때 비로소 알았다.

"사물에도 앞뒤가 있는 것처럼 눈에 보이는 세계와 보이지 않는 세계가 있으며 두 세계는 결코 분리되어 있는 것이 아닙니다. 소중한 것은 눈에 보이지 않는다는 말을 모르는 사람은 없지만 대부분 눈에 보이는 세계에 이끌려 삶을 살아갑니다. 그것은 인생의 반밖에 살지 못하고 나머지 반은 완전히 잃고 사는 것에 불과합니다. 그런데 살펴보십시오. 보이는 세계든 보이지 않는 세계든 무상하지 않은 것이 이 우주 전체에 하나도 없어요. 인간의 삶도 그와 같습니다. 우리가 살고 있는 자연계와 마찬가지로 우주 역시 보이는 우주와 보이지 않는 우주로 구성되어 있습니다. 천체물리학자들은 우주는 별과 은하계 등 우리들 눈에 보이는 것은 4% 밖에 되지 않는다고 합니다. 23%가 암흑 물질이고 나머지 73%가 암흑 에너지로 이루어져 있는데 최근에는 과학의 발달로 아주 정밀한 천체망원경이 바로 암흑 물질을 사진으로 찍어 그것을 증명했습니다. 우주가 이렇게 구성되어 있으니 인간의 눈에 보이는 것도 어쩌면 4%에 불과할 지도 모릅니다."

그의 말에 따르면 인간의 눈에 보이는 세계가 그 기운이 다하면 없어지고 보이지 않는 세계가 다시 보이는 세계가 되어 나타난다고 했다. 우주 안의 모든 것은 생로병사의 과정을 거치며 그 시운이 다하면 다시 무너진다는 것이다.

그는 육신을 예로 들어 설명했다.

사람 개개인의 차원에서 보면 육신은 보이는 세계이며 보이지 않는 세계는 영혼이다. 육신이 늙고 병들어 숨을 거두면 보이지 않는 세계인 영혼의 세계로 가고 보이지 않는 세계 속에 있는 영혼들은 어느 때가 되어 다시 육신의 몸을 얻어 지상에 태어난다. 이처럼 생성과 소멸을 반복하는 것이 우주이며 자연이며 인간의 삶이다. 생성해서 보이는 세계가 되었다가 소멸하면서 보이지 않는 세계가 되는 것이다. 그리고 이 두 세계는 동시에 하나이며 서로 사물의 앞뒤처럼 함께 있으며 서로 우월하거나 열등하지도 않고 끊임없이 반복하고 있다. 보이는 우주에서 천지 만물이 생겨나서 순환하다가 시절이 다하면 소멸하고 보이지 않는 세계가 새롭게 보이는 세계로 태어난다.

그것은 밤하늘의 별이 대폭발을 일으켜 늙은 별은 죽어 사라지고 어린 별들이 태어나는 이치와 같다. 별의 대폭발은 새로운 생명의 출발점이다. 천체물리학자들은 뼈를 이루는 칼슘이 별에서 왔다는 것을 증명했다. 칼슘 성분은 원래 지구에서는 없었던 성분이다. 그것은 별이 없었다면 지구의 생명도 존재할 수 없었다는 것을 비로소 알게 해준다. 생명은 그 에너지가 다하면 사라지고 다시 새로운 에너지가 생성되어 세상에 탄생하며 끊임없이 순환하므로 인간의 마음도 그와 같다. 쉼 없이 변하고 바뀌고 갈등하며 윤회하는 것이다.

"보이는 세계와 보이지 않는 세계를 동시에 볼 수 있는 공부는 하늘에서 시키는 것이고 그것을 거부할 수 없습니다. 하나씩 공부의 단계가 끝날 때마다 하늘에서 그 경지만큼의 명패를 내려줍니다. 공부하는 동안의 마음은 쉼 없이 바뀌고 갈등합니다. 힘들어서 그만 여기서 멈추고 싶다는 생각도 들고 더 열심히 정진해야 한다는 생각이 들기도 할 정도로 내 자신도 수시로 마음이 바뀝니다. 그 갈등을 넘어서면 깊은 우주의 바다에 이르게 됩니다. 병으로부터 자유롭고 행복한 삶을 구원하는 이들에게 내가 수행을 통해 하늘로 받은 능력을 돌려주고 싶은 것은 당연한 이치가 아니겠습니까. 나 역시 어리석음이 많습니다만 언제 어디서나 내 자신을 들여다보고 삿된 마음을 몰아내어 거듭 자신을 다잡아 공부를 거듭하면서 우주의 근원을 향해 대화를 합니다."

그는 우주의 근원과 대화한다고 했다. 우리가 알고 있는 태양계의 근원이 어디란 말인가. 그리고 그 대화는 어떻게 이루어지는 것인지 그가 말하는 의미를 이해하는 데는 시간이 한참 걸렸다.

"이 우주에는 1천억 개의 은하계가 있습니다. 1개 은하계마다 1천억 개의 별이 있습니다. 항하사처럼 헤아릴 수 없는 무수한 별들이 하늘에 가득히 박혀 있습니다. 그리고 우주는 머물러 있지 않습니다. 한순간도 멈추지 않고 변하지요. 쉼 없이 확대되어 갑니다. 그 끝없는 우주의 근원이 바로 기입니다. 원래 모든 것이 텅 비어 있으며 그것에서부터 기가 시작되었습니다. 기가 우주의 본체이며, 동시에 쉼 없이 변하고 바뀌는 것이 우주의 법칙입니다. 그것이 또한 우주의 마음입니다. 모든 것은 무상하고 쉼 없이 소멸해서 완전한 진공 속에서 새로운 창조가 다시 시작됩니다. 바로 진공묘유(眞空妙有)의 세계가 펼쳐집니다. 무수한 창조를 일으키는 우주와 대자연도 처음 하나의 기운에서 시작되었습니다. 그게 바로 기입니다. 즉, 기에서 모든 것이 시작했습니다."

그는 기는 하나이며 하나에서부터 모든 만물이 비롯되었다고 했다.

태초에 기가 있었는데 그 기운이 음과 양 두 개로 갈라져 맑고 깨끗한 기운은 올라가 하늘이 되었고, 무겁고 탁한 것은 엉켜서 땅이 되었다. 땅과 하늘의 기운이 서로 만나 사물이 생기고 이 만물은 천지의 기운에 의해 태어났으므로 천지의 법칙에 따라야 한다. 천지의 법칙이란 쉼 없이 변하고 순환하며 소멸하고 다시 생성하는 것이다.

하늘과 땅과 사람이 있은 연후에 음양오행에 따라 기는 그 모습이 바뀌며 서로 교류하고 서로 섞이면서도 섞이지 않고 모이면서도 모여지지 않게 되었다는 것이다. 태초에 기가 생기고, 기가 생기면서 형체가 나타나고 만물이 생겨났으며 이 만물은 생로병사의 과정을 거듭하는데 그 순환과정이 바로 기의 흐름에 의해 이루어진다는 것이다. 그는 이 기는 눈으로 보이지도 않고 손으로 만질 수도 없지만 생명이 있는 모든 존재는 기를 느낄 수는 있다고 했다.

"기의 세계는 무한히 생성하고 소멸하면서 변화합니다. 기가 소멸하는 것은 다시 새로운 기로 바뀌기 위한 것입니다. 이런 말과 같지요. 만나는 사람은 언제나 헤어지게 되어 있고 헤어지는 사람은 언젠가 만나게 되어 있는 것처럼. 별이 폭발해 새로운 아기별을 만들 듯이 기의 소멸도 그와 같습니다. 양기와 음기가 만나 하늘과 땅과 사람을 만들고 그것의 에너지가 다하면 마침내 없어지고 새로운 에너지가 생깁니다. 인간이 자연의 기운을 어길 때는 그 사악한 기운이 몸과 마음을 상하게 하므로 수명마저 기에 의해 결정됩니다. 그래서 인간의 수명은 바로 하늘이 주는 천명인 것입니다. 인체는 하늘의 기로 만들어져 있어서 기에 의해 생로병사가 일어납니다. 기를 잘 다스리고 청명하게 닦으면 장생의 기쁨을 누릴 수 있지요. 기뻐하고 노하고 슬퍼하고 즐거워하고 사랑하고 미워하고 욕망하는 그 칠정(七情)은 하늘의 기운에 의해 시작되고 때가 되면 끝납니다. 뭐든지 지나치면 넘치게 마련인 것처럼 기도 극성하면 마침내 쇠퇴하지요. 인체의 오장 육부도 기의 흐름에 따라 건강하기도 하고 병이 들기도 합니다. 그러므로 기를 통하게 하지 않고 약에 의존하면 그 효과는 일시적일 뿐입니다. 병이 다시 재발하고 같은 약을 더 많이 투약하는 악순환이 거듭됩니다. 무엇보다 기의 흐름을 자연스럽게 하면 약을 먹을 필요가 없습니다. 우리 몸 안의 병원과 약국에서 진단과 처방, 투약이 저절로 이루어져 모든 병이 낫습니다. 외부에서 투여하는 항생제는 기운을 더욱 막히게 만들기 쉽습니다."

그는 하늘의 기운이 맑으면 사람의 뜻이 맑고 하늘의 기운에 순응하면 몸의 양기가 튼튼하며 어떤 흉한 위협이 닥쳐도 좀처럼 피해를 입지 않는다고 했다. 그래서 도인들은 강한 정신수련으로 하늘의 기운에 순응하고 자연의 법칙에 따라 장수할 수 있다고 했다. 하늘의 기운을 어기면 오장육부가 제 구실을 하지 못하고 정신이 혼몽해지고 질병이 생겨 마침내는 기의 통로가 다 막혀 생명을 다한다는 것이다.

"무엇이 기의 흐름에 가장 큰 장애가 됩니까?"

"기의 흐름을 막는 가장 큰 적은 번뇌와 집착, 소유욕 같은 것들입니다. 그것은 기의 흐름을 막히게 해서 죽음의 길로 내몹니다. 사람의 몸속에는 누구에게나 나쁜 기운이 있습니다. 그것은 몸 밖에 있는 것이 아닙니다. 하늘에서 뚝 떨어진 것도 아니지요. 우리가 본래 가지고 태어났다가 어른이 되면서 눈을 뜨고 점점 자라서 몸의 일부 또는 전체를 차지합니다. 그 장애가 없으면 큰 공부를 할 수 없고 그 장애 때문에 생명을 짧게 하고 파탄에 이르게도 합니다. 장애란 즉 욕심과 이기심, 사악하고 간악하고 못된 기운을 말하는 것이지요. 그것은 바로 마음의 작용입니다. 이 마음의 작용은 하늘에서 저절로 생겨나 사람의 몸속에서 자라난 것입니다. 이게 수많은 변화를 일으킵니다. 그 장애는 높은 경지에 이르게 하는 스승이기도 하고 망치게 하는 흉기이기도 합니다. 장애가 없이 어찌 높은 경지에 이를 수 있겠습니까. 무쇠로 큰 칼을 만들기 위해서는 단도보다 더 오래 불에 달구어서 망치로 두드려야 하는 이치와 같습니다. 불로 달구고 망치로 두드리는 과정에서 쇠가 약하면 부서지고 맙니다. 그래서 만사는 인연법에 따르는 것이지요. 이 마음의 작용을 다스리는 데는 그리 많은 조건이 필요하지 않습니다. 보고 듣고 말하는 것들이 화근의 불씨이므로 언제나 보고 듣고 말하는 것을 조심해야 합니다. 이것들은 결국 육신을 병들게 하고 육신이 병들면 몸을 탁하게 하고 그러면 당연히 그런 몸에서는 탁한 기가 품어져 나오고 이런 사람은 빙의의 포로가 되는 경우가 많습니다. 세상에는 공짜가 없습니다. 자기 자신에게서 나온 것은 자신에게 언젠가 돌아가는 법입니다. 명품을 걸치고 비싼 음식을 먹는다고 기가 강해지지 않습니다. 오히려 다른 사람으로부터 질시를 받아 불시에 화를 당하기 쉽지요. 그래서 자신을 다스리는 것이 도의 출발입니다."

그는 말했다.

'도를 알려면 하늘에서 운행되고 있는 모든 별들의 움직임을 알아야 하고 음과 양의 움직임도 알아야 한다. 생과 사를 살펴보고 천지자연의 이치를 터득하는 수련을 해야 한다. 아무나 도를 열수가 없고 자신의 능력을 절대 과장해서는 안 된다. 천지의 모든 움직임은 기로 시작해서 기로 끝난다. 또한 기는 없으면서도 시작하고 시작하면서도 끝이 없는 것이다. 없는 곳에서 생명이 생기고 누구도 알지 못하고 무한히 텅 빈 곳에서 기가 있다. 사람이 죽어 귀신이 되는 것은 기가 모였다가 보이지 않는 우주 속으로 떠나는 것이다. 기가 다하면 생명이 다한다. 그것이 자연의 법칙이다. 그러므로 우주의 본체, 우주의 근원이 바로 기이다. 사람의 법은 땅에 이르고 땅의 법은 하늘에 이른다. 하늘의 법은 도에 귀의하고 도의 법은 바로 자연에 이른다. 기는 또한 마음이며 마음의 움직임이다. 마음을 닦으면 빛의 경지에 이르도록 저절로 빛난다. 이것이 곧 도다. 도는 자연스럽고 가벼우며 어디나 이르지 않는 곳이 없다. 기는 빛보다 더 빠르고 무한한 속도를 가지고 있다. 빛은 장애에 부닥치면 더 이상 나아가지 않지만 기는 그것과 상관없이 미치지 않는 데가 없다. 모든 장애물을 통과해 나간다. 빛도 기의 한 작용에 불과하다. 기는 무한대로 빠르기 때문에 어떤

시계로도 속도를 잴 수가 없다.'

그는 한번 말문을 열면 물 흐르듯이 말했다.

'사람이 죽으면 귀신이 된다. 그것은 생기가 모였다가 사기가 되는 것이다. 기의 본체는 크게 뭉치면 천지가 되고 작게 뭉치면 만물이 된다. 기는 모였다 흩어지는 속도가 빠르면서 오래 지속한다. 기는 처음이고 끝이기 때문에 불멸한 것이다. 기는 보이는 물질이 아니다. 마음의 기도 그렇고 정신의 기도 그렇다. 귀신은 인간의 혼백이며 기의 모임과 흩어짐의 조화에서 비롯된 것이다. 살아 있는 사람에게도 얼굴이 흙빛처럼 보이는 사람이 있다. 이런 사람은 기가 쇠퇴해 절명의 기로에 놓여 있는 것을 보여준다. 죽은 기가 사람에 실려 있으면 아무 일이 되지 않고 고민, 번뇌가 많아지며 침울하고 결국 탁기의 작용으로 매순간들이 힘들고 어렵다.'

"모든 우주에는 변화의 법칙이 있습니다. 변하지 않는 것이 없다고 했지 않습니까. 부처님도 세상에 변하지 않는 것이 없다고 했습니다. 물질계도 변하고 정신계도 변합니다. 영원할 것처럼 여겨지는 태양과 별들도 쉼 없이 변화하고 언젠가는 사라집니다. 그것을 감싸고 있는 우주도 끝없이 변하므로 인간세계도 그 변화의 틀에서 벗어날 수 없습니다. 영원할 것 같은 사랑도 언젠가는 이별이 찾아오고 천하를 호령하던 황제도 죽지 않을 수 없고 우주의 긴 시간에서 보면 온갖 부귀영화도 한갓 지는 꽃잎에 불과합니다. 변화의 법에 따라 돌고 도는 것이 우리의 인생입니다. 누구에게나 고통과 즐거움이 있으나 그것도 변하고 녹슬고, 어느 날 언제 그렇게 힘들었냐는 듯 없어지고 또 다른 감정들이 마음속에 자리 잡습니다. 그래서 부처님도 인생에서 슬픔과 기쁨은 그 수가 같다 했습니다. 하늘의 기를 받아 천지에 감응하기 위해서는 먼저 탐욕과 집착과 어리석음을 버려야 합니다. 기치료 능력은 깊은 호흡법과 오랜 수련만으로 주어지지 않습니다. 우선 무명에서 벗어나야 합니다. 탐(貪) 진(瞋) 치(癡), 탐욕과 집착과 어리석음, 이 3독은 몸속에 들어 있는 철로 만든 감옥입니다. 몸 안의 모든 기운을 다 막아 버리고 자기 몸마저 가두어버리는데 어찌 기치료 능력을 구할 수 있겠습니까. 3독은 스스로 만든 쇠감옥이니 기운마저 가둬버립니다. 그래서 먼저 하늘의 기를 얻기 위해서는 마음자리를 확실히 깨닫겠다는 확철대오(廓撤大悟)의 자세로 쇠감옥을 녹여 경계를 없애고 마음을 텅 비게 해야 합니다. 그렇게 하면 삶의 시작과 끝이 확연히 보이고 누구나 바라고 구원하는 일이 눈앞에 기다리고 있었음을 비로소 알게 됩니다. 그래야 우주와 대화할 수 있는 채널을 가질 수 있습니다. 병을 치유하는 능력도 생기고 앉아서 천리 밖에 일어나는 일도 저절로 알게 되는 것입니다.”

그는 말했다.

보이는 세계가 전부가 아니라는 것은 누구나 안다. 그러나 우리는 보이지 않는 세계보다 보이는 세계에 더 집착해 살고 있다. 보이지 않는 세계가 보이는 세계보다 우월한 것도 아니고 보이는 세계가 보이지 않는 세계보다 열등한 것은 아니다. 두 세계는 서로 평등하며 상호보완적이다. 보이지 않는 세계에 지나치게 매달리는 것도 잘못이지만 그렇다고 보이지 않는 세계를 무시하는 것도 잘못이다.

다만 우리는 보이지 않는 세계를 볼 수 있는 지혜의 눈을 길러서 전생과 이생의 업을 닦고 내생의 기쁨을 추구하는 삶을 살아야 한다. 사람은 태어날 때부터 업을 지고 난다. 태어나면서부터 지는 업은 전생의 삶에서 비롯된 것이므로 다시 세상에 태어나서는 또 다른 업을 짓고 살아서는 안 된다. 그래서 자신과 식물, 동물들까지 자신과 인연 있는 모든 것들에 마음을 기울이고 정성을 갖추어야 하는 것이다. 그리고 스스로 공부해서 자신이 이생에 다시 태어난 이유를 알아서 단 하나의 목적을 세우고 그 일을 이루기 위해 진력해야 한다.

그렇지 않으면 시간만 낭비하고 죽은 것이나 마찬가지다. 육체적 정신적 병을 고치고 신비로운 능력으로 현실에서 일어나지 못하는 기이한 일을 일으키는 게 무슨 의미가 있겠는가. 삶이 덧없고 그 덧없는 삶 속에서 진정한 가치는 진공묘유(眞空妙有)의 세계를 보고 그 실체와 대화하고 그것을 마음속에 품는 것이다. 찬란한 백색의 빛, 깨달음의 기를 얻게 되는 길이 그곳에 있다.

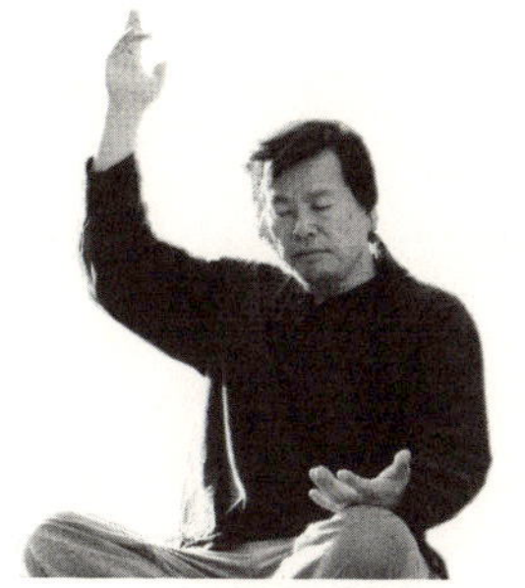

PART

05

도법(道法)의 세계

하늘의 소리를 따르는 것

그가 어떻게 해서 기치료의 능력자가 되었는지 알기 위해서 그의 성장 과정을 좀 더 알고 싶었다. 그와의 만남이 거듭되면서 그는 조금씩 자기의 이야기를 털어 놓았다. 그는 구남매의 독자였다. 그의 부친은 군수품을 납품해 큰돈을 벌었다. 그는 어려서부터 늘 혼자 생각하는 버릇이 있었다. 독실한 불교신자인 어머니를 따라 산에 자주 가면 산 정상에 올라 혼자 있는 게 좋았다. 마음이 평온했다. 그래서인지 그는 공부에 더 몰두할 수 있었다. 어려서부터 그가 자신이 특별한 기감이 있다는 것을 느끼고 막연하게나마 그 길을 찾아 길을 떠난 것이다. 그러니까 햇수로는 44년간 그는 기 수련에 매진해 온 것이다. 그는 명상과 수련을 거듭해 오다 거듭 하늘에서 백불이라는 소리가 내려왔다고 했다.

"어머니는 내가 태어날 때 달걀 막처럼 흰 막으로 둘러싸여 나왔다고 합니다. 눈과 코, 입 손발이 흰 막으로 둘러싸여 있었다고 했습니다. 어머니는 그의 출산이 신비해서 크게 될 줄 알았다고 했는데 하고 아직도 아쉬움을 나타냅니다. 몸집도 보통 아기보다 두 배나 더 컸다고 합니다. 나는 늘 혼자 놀았습니다."

그가 중학생이 되었을 때 영혼들의 모습이 보이기 시작했고 그들과 대화를 나누는 능력도 자신도 모르게 생겨났다는 것이다. 그렇다고 그가 접신이 된 것도 아니었다. 그는 학교가 끝나면 거의 날마다 팔공산 갓바위를 오르기 시작하며 수련에 들어갔다. 자신의 내부에 어떤 형언할 길 없는 기운이 충만한 것을 알게 되었지만 그는 자신의 능력을 스스로도 믿기지 않았다. 그는 학교를 졸업하고 취직을 해서 중소기업의 부장으로 일했지만 내부의 어떤 욕구와 갈등을 해소할 길이 없었다. 그는 자신도 모르게 도학을 공부하고 싶어 했던 것이다. 그는 이미 결혼을 하고 자식을 둔 가장이었지만 과감하게 직장을 나와 백불원을 세우고 본격적인 기치료와 기공수련에 들어갔다.

"하늘로부터 백불이라는 명을 받고 세속의 모든 욕망을 다 버리고 기치료에 전념했습니다. 오래 난치병으로 고생하던 사람들을 많이 낫게 했습니다. 내 개인의 능력은 있지만 제도권 밖이니까 인연 따라 치료할 수밖에 없는 한계가 있었습니다. 기공치료에서는 가장 오래되고 또 기치료 능력을 그 오랜 시간 동안 환자들로 검증받았지요. 지금은 도법을 완성하는 시련과정에 있습니다."

그는 도법의 완성과정에서 하늘에서 내리는 시련과정이 너무 고통스러워 지난해에는 죽으려고 마음을 먹었다. 하늘의 공부가 이제 끝났다 싶으면 또 시험이 시작되었다. 근기와 인내, 기다림, 인생의 목적과 하늘에 대한 신뢰가 없었다면 중도에 공부를 그만두고 평범하게 살아갔을 것이다.

"사람으로 태어나 한번 결의를 하고 도법의 길을 나섰는데 아무리 고통스럽다 하더라도 어찌 공부를 중도에 그만 둘 수 있겠습니까. 공부에 뜻을 두고 집을 나섰는데 그 뜻을 완성하지 않고서야 죽어 시체도 돌아갈 수 없지 않겠습니까. 나는 도법(도법)의 세계를 완성하고 싶었지만 그 기나긴 세월이 너무 힘들었습니다. 어느 날부터 하늘은 내게 눕지 말게 했습니다. 나는 꼬박 열 달 동안 장좌불와를 했습니다. 하늘이 내는 문제를 마음의 답으로 찾아내어야 한 시간이라도 잠을 재워 주었습니다. 내가 이 공부를 해보니까 너무 괴로웠습니다. 별처럼 빛나는 하늘의 선관들이 내는 수많은 질문에 대해 정확한 대답을 해야 했습니다. 나는 어렸을 때부터 지금까지 공부를 해왔는데 또 끝없는 시련에 들게 하니 참으로 하늘이 원망스러웠습니다. 하늘은 냉정했습니다. 내가 스스로 기공 능력을 과신하고 있으면 하늘은 겸허하지 못하다며 현실적인 문제로 어려움을 주고 다시 새로 공부하라고 했습니다. 처음 백불원을 열고 16년 동안 나의 치료 능력이 소문이 나서 돈을 많이 벌었습니다. 나는 세상 천지에 내 능력이 최고라고 알았습니다. 내가 수련을 해서 난치병을 치료하는 초능력이 생겼다고 믿었는데 하늘이 문을 닫으니까 하루아침에 그 능력이 사라져 버렸습니다. 하늘의 소리를 듣고 앞날에 대해 예지력이 생겼는데 하늘의 율법에 어긋나면 하늘은 그 능력을 박탈해 버립니다. 벌을 받는 겁니다. 불구가 되지 않으면 삶을 거두게 만듭니다. 그런데 하늘이 다시 시험의 기회를 주어 7년간 새로운 시험을 거쳤습니다. 기치료는 흔히들 알고 있는 그런 수련과정에서 생기는 것이 아닙니다. 하늘의 시험을 다시 거치며 비로소 기치료는 정신의 정진에서부터 출발해야 한다는 것을 뼈저리게 알게 되었습니다. 참의 세계에서 자아와 견성이 이루어진 다음 하늘의 진리를 알고 그다음 동의 공부-즉 명산대천의 모든 기운과 하늘의 기운 땅의 기운을 조화롭게 얻어야 합니다. 그 조화에 따른 무형의 결정체가 바로 병의 치료할 수 있는 능력이고 에너지입니다. 정과 동의 세계를 동시에 포용해야만 비로소 치료기공을 할 수 있습니다. 그렇지 않으면 혹세무민하는 사기꾼이 되기 쉽습니다."

그렇다면 그에게 어떤 신통력이 있는가. 보통 사람들은 그게 궁금하다.

정말 치유능력이 있는지. 그것을 눈으로 보여줄 수는 없는지 말이다.

그는 몹시 얼굴을 붉히면서 말했다.

"함부로 신통력을 보이면 안 됩니다. 그 이유가 무엇인가 하면 사람들은 신통에만 관심이 있을 뿐 바른 기운을 외면하기 때문입니다. 앉아서 먼 데 일을 볼 수 있는 신안통, 먼 데 소리를 들을 수 있는 천이통, 먼 곳을 금방 갈 수 있는 신족통, 다른 사람이 무슨 생각을 하는지 알 수 있는 타심통, 전생의 일을 아는 숙명통, 그리고 모든 번뇌가 사라지는 누진통이 이제는 별로 신통할 것도 없습니다. 과학의 발달은 대부분의 신통을 해결해 주었기 때문이다. 신비주의에 빠지면 현실을 외면하기 쉽고 신통을 얻었다고 해서 생로병사로부터 해방될 수도 없습니다."

다만 그는 수련과정에 대해서 설명해 주었다.

수련과정은 고요함과 움직임, 즉 정(靜)과 동(動)의 단계가 있다. 그러나 많은 사람들이 정과 동의 이치를 알지 못한다. 대부분의 수행자들은 정 또는 동의 공부에만 매달린다. 좌선, 면벽, 명상, 참선 등 이런 수련은 정의 공부이다. 고요한 공부이다. 자신의 자아를 찾아내는 작업이다. 성품의 자리를 보는 깨달음의 공부다. 동은 우주만물의 소리와 산천대천의 기운들을 몸으로 교감하면서 그것을 하나씩 얻어내는 과정이다. 그러나 그 기초는 정의 공부이다. 고요함 속에서 자아를 찾는 것이다. 먼저 성품의 본래 자리인 자아를 보지 못하고 동의 공부만 집중하면 무술로 가기 쉽고 정에만 집착하면 자신만의 깨달음에 그쳐버려 세상에 그 이치를 회향할 수 없다. 견성의 자리에 가기도 어렵다. 새는 한 날개로 날 수 없다. 정과 동은 새의 두 날개와 같다. 그래서 음과 양의 조화를 맞추듯 정과 동의 조화를 이루어야 한다. 정과 동은 평등하면서 다르고, 다르면서도 다르지 않다. 그 까닭은 고요함으로 움직임을 제어하고, 움직임으로 고요함을 따른다. 움직임이 고요함을 깊게 하고 고요함은 움직임을 자유자재하게 만든다. 그래서 정과 동의 수련이 갖추어져야 진정한 기의 능력을 갖게 된다. 그것이 바로 도법이 이치이다.

"하늘의 소리에 따라 공부를 하면 도는 만물을 낳고 기르지만 만물을 다스리지는 않는다는 것을 알 수 있습니다. 만물은 그 스스로의 성장법칙에 따라 영고성쇠를 되풀이할 뿐입니다. 도는 불변하지만 도가 낳은 만물은 끊임없이 변합니다. 지진이 한 달 내내 계속되지 않고 화산 폭발도 어느 시기가 되면 멈춥니다. 강풍은 한 시절 불 뿐입니다. 누가 이렇게 하겠습니까. 그게 바로 천지의 법칙입니다. 천지도 이렇게 오래 지속하지 못하는데 사람은 어떻겠습니까? 수시로 변하고 변덕을 부리며 금방 후회하는가 하면 다시 번복하기도 합니다. 세상의 만물은 변해서 결국 한곳으로 돌아가는 데 그 근원으로 돌아가는 곳은 고요합니다. 고요한 곳으로 돌아가므로 그것이 만물의 본성이기도 합니다. 수많은 만물이 성장하지만 언젠가는 그 시작과 끝으로 돌아간다는 것입니다. 고요함은 움직임을 낳고 움직임은 고요함으로 돌아가지요. 정은 동을 따르고 동은 정의 세계를 보존합니다. 무거운 것이 가벼운 것의 뿌리인 것과 같은 이치입니다. 그래서 맑고 고요함이 천하의 이치이며 옳은 길입니다. 부드럽고 약한 것이 강한 것을 지배하고 다스립니다. 약한 것으로 강한 것을 이기고 부드러운 것으로 거칠고 힘센 것을 다스립니다. 빙의를 천도하고 난치병을 치유하는 기공은 부드럽습니다. 본래 우주의 기운은 혼돈 속에서 더없이 정밀하고 아기 속살처럼 부드럽고 순박했습니다. 천하에서 가장 부드러운 것이 가장 견고한 것을 다스리고 허물어뜨립니다. 천하에서 가장 부드러운 것이 우주 본연의 기입니다. 물보다 더 부드럽고 바람보다 세상에 스며들지 않는 곳이 없는 것이 기입니다. 나무도 살아 있을 때는 부드럽지만 죽으면 말라서 딱딱해집니다. 사람도 죽으면 뻣뻣해집니다. 살아 있는 것이 부드러운 것은 기가 있기 때문이며 그 속에서 딱딱한 부위는 기가 흐르지 않기 때문입니다. 암세포는 딱딱합니다. 기가 통하지 않기 때문입니다. 암세포는 정상세포와 다른 번식과정을 거치고 죽은 기로 차 있습니다. 아기들의 배를 만져보면 아주 부드럽습니다. 기가 충만해 있다는 증거이지요. 부드러운 것이야말로 가장 생명력이 왕성한 상태를 나타내고 있습니다. 그렇다고 해서 부드러운 기는 강하고 딱딱한 것을 절대 얕보지 않습니다. 강하고 딱딱한 것은 부드러움의 적입니다. 적을 가볍게 보는 것보다 더 큰 패배는 없습니다. 하늘의 기를 받아 그 적이 빙의된 영혼이든 암세포든 다른 어떤 난치병이든 그 상대에게 주입하면 빙의가 된 영혼은 빛으로 화하고 병든 몸은 저절로 맑아집니다. 이것이 미묘한 도리입니다. 부드러움의 지극한 경지에 이르면 이지러진 모든 것은 본래의 모습으로 돌아옵니다. 그 까닭은 하늘이 이르기를 기는 텅 비어서 담기지 않는 것이 없기 때문입니다."

그는 어려서부터 아무것도 모른 채 공부를 시작했기 때문에 공부 속도가 아주 빨랐다고 했다. 어린 그의 내부는 아직 세상의 잡스러운 기운에 물들지 않고 텅 비어 있는 곳이 많았기 때문이었다. 갓바위에 올라 혼자 앉아 있으면 한순간 밖에 지나지 않았는데 사방이 어두워져 있던 경험을 거듭 했다. 육조 혜능이 일자무식으로 출가해서 선종의 법맥을 이어받은 것처럼 마음속에 어떤 지식이나 다른 잡다한 밑그림이 그려져 있지 않는 상태에서의 공부가 그의 기맥을 열고 자신도 미처 모르는 사이에 오매일여의 경지로 나아가게 했던 것이다.

“면벽참선으로 자신의 내면을 찾아내고 스무 살이 넘으면서부터는 전
국 각지의 명산을 찾아다니며 하늘의 기운을 받아서 교감함으로써 자신
도 모르게 내부에서 하늘의 기운을 병자에게 보내주는 능력이 생겼습니
다. 환자마다 기를 보내는 강도가 다릅니다. 병의 종류와 기의 막힘의 정
도에 따라 강한 기운을 불어넣기도 하고 부드러운 기운을 불어넣기도 합
니다. 많은 사람에게 기를 투여하면 피곤하지 않는가 하고 질문하는 사
람도 있는데 전혀 그렇지 않습니다. 하늘의 기를 내 몸을 통해 받아 환자
의 몸에 중계함으로써 내 자신의 기는 전혀 손상이 되지 않습니다. 오히려
하늘의 기를 받아 병든 이의 몸에 주입하면 할수록 기공의 능력이 높아집
니다. 그게 도법의 이치입니다.”

사람들은 그의 기치료 능력을 실제 체험하고 그 능력을 부러워 하지만
그는 능력을 부러워할 까닭이 전혀 없다고 말한다. 도법을 알면 아무것도
부러워 할 것이 없고 하늘이 뜻에 따라 자신의 길을 걸어가면 된다는 것
이다. 나무는 나무의 자리에 있어야 하고 꽃은 꽃의 자리에 있어야 하며
별은 별의 자리에 있어야 하는 것처럼 각자의 자리와 가는 길이 있다는
것이다. 다만 자기가 서 있는 곳에서 자신 밖의 세계를 이해하고 애정을
가지며 관심을 기울이는 일이 필요하지 않겠느냐고 반문한다.

“사람은 사과를 먹으면 사과의 모양과 맛에만 관심이 있지 사과가 익
어가기까지의 과정에는 관심을 기울이지 않습니다. 도는 수행의 완성체
가 아니라 수행의 기나긴 과정에 있습니다. 사과가 맛도 있고 당도도 높으
려면 농사를 지을 때 얼마나 정성을 기울여야 하는지는 모릅니다. 헤아릴
수 없이 지난한 과정을 보지 못하고 눈에 보이는 것마저 믿지 않으려 하
고 과학적인 분석도 하지 않으려 합니다. 어떤 결과를 내기 위해서는 그

과정을 알아야 합니다. 병이 들었을 때 반드시 역학조사가 필요하지 않습니까? 그래야 병의 원인을 알고 얼마나 병이 진행되어 왔는지, 병의 뿌리가 어디까지 깊이 박혀 있는지를 알 수 있습니다. 예를 들면 암은 MRI나 CT로 촬영해서 파악하고 조직검사를 해서 구체적으로 암에 대한 결과를 알지만 도법세계는 그렇지 않습니다. 기의 세계에서는 수련의 과정이 완성되면 저절로 알게 되는 것입니다. 문리가 터진다고나 할까요. 하늘의 소리를 듣고 그대로 실천하면 도법의 세계로 가게 됩니다."

그는 하늘의 소리를 듣고 하늘의 뜻에 따라 하늘의 소리를 사람들의 몸에 기로 전해준다고 한다. 그러기 위해서는 먼저 자신을 없애는 작업, 자아를 없애는 작업이 가장 중요하다는 것을 알았다. 그는 지금까지 수십 년을 수련했으니 이런 능력이 생겼다고 자신했는데 그것이 아니었다. 자신의 능력을 과신할 때마다 하늘은 그에게 시련을 주었다.

"하늘과 땅과 내가 합일해야 교만하지 않고 스스로 평화로우며 천지의 기운을 능히 부릴 수 있습니다. 아무리 하늘이 사람에게 도법을 전해 주려 해도 땅에서 받을 자가 없으면 안 되고 땅에서 받을 자가 있어도 하늘에서 주지 않으면 소용이 없습니다. 도법이 완성되면 비를 올 수 있게 하고 비를 멈추게 할 수 있습니다. 과거에는 눈으로 믿을 수 있도록 기공 능력을 보여 달라고 하면 하나씩 보여주었지만 이제는 그러지 않습니다. 왜냐하면 아무리 내가 그 능력을 펼쳐 보인다 해도 사람들은 그때뿐이지 달라지지 않습니다. 필요하지 않으면 고마워하지 않고 소중히 생각하지 않습니다. 이제 나는 세상에 꼭 필요할 때 하늘의 도법을 쓸 것입니다. 기공을 하는 사람들 중에 가짜들이 많습니다. 그 이유는 그들이 얕은 능력을 가지고 능력 이상으로 과장하기 때문입니다. 그것은 너무 많은 피해를 줄 뿐 아니라 기 세계를 연마하는 후학들에게도 치명적인 피해를 줍니다. 가짜들은 자신의 그릇대로 사는 법을 모릅니다. 자아를 모르면 그릇대로 살 수가 없지요. 내 자신도 모르면서 어떻게 도법의 진리를 알 수 있겠습니까. 하늘의 법은 하늘의 법으로 보이지 않게 집행하고 인간의 법은 땅에서 인간의 법대로 집행합니다. 그러나 두 세계는 동전의 양면과 같습니다."

그는 기가 도학의 근본 실체라고 말했다.

도를 이루면 그 근본은 기로 가득 찬 세계로 돌아가는 것이다. 도란 조화의 뿌리이며 천지의 근원이라서 그 크기는 가늠할 수 없을 만큼 크고 그 작기는 어떤 미세현미경으로도 측정할 수 없을 만큼 작다. 넓디넓어 끝이 없고 형체도 없고 소리도 없지만 도는 만물의 온갖 형상을 낳는다. 있지 않으면서도 있고 있다고 하더라도 있지 않다. 없지 않으면서 없고 없다고 하더라도 없지 않다. 있음과 없음이 정해지지 않다. 흔적이 없는 것도 아니고 있는 것도 아니다. 도가 만물을 낳으므로 도와 만물은 분리할 수 없고 도를 얻으려면 외부에서가 아니라 자신의 마음속에서 얻어 세상에 실천해야 한다. 도를 얻는 수많은 방법이 있지만 요체는 하나다. 마음이 도에 일치하는 것이다. 옛날 도사들은 납으로 금을 만들어 장생불사 약을 복용하기도 하고 호흡과 운동으로 몸의 경지를 높이고 곡식을 먹지 않고 솔잎과 대추를 조금씩 생식하기도 했다. 또 몸의 양쪽 신장 사이의 비어 있는 자리인 명문은 기가 최초로 생겨나는 것이므로 이를 단련해 신선의 경지로 들어가고자 했다. 하늘의 뜻은 세간에 완전히 전해지지 않아서 오직 수행한 이들로부터 단편적으로 계승되어 왔으므로 도의 경지에 이르기가 어렵다. 깊고 고요한 생각으로 숨을 쉬면 모든 땀구멍이 열리고 12경락과 기경팔맥이 열리며 기가 편안하고 자연스러워지며 미묘해진다. 도는 만물, 모든 곳에 미치므로 미(微)라 하고 만물의 넓고 원대한 곳에 두루 걸쳐 있으므로 묘(妙)라 한다. 즉 예측하고 말로 설명할 수 없지만 도는 우주에 충만해 있다. 도는 하나에서 일어난다. 그 귀함은 무엇과 비교할 바가 안 된다. 이 하나가 음양으로 나누어지고 셋으로 나뉘어져서 천지인의 상을 띠게 된다. 하늘은 하나를 얻어 맑아지고 땅은 하나를 얻어 편안해진다. 사람은 하나를 얻어 살아나가고 신은 하나를 얻으면 신령해진다. 그래서 도는 황홀하고 황홀하면서도 그 안에 형상이 있고 그 안에 모든 것이 있다. 하나란 곧 도를 말한다. 도가 황홀한 까닭은 오직 하나이기 때문이다. 그러나 도는 끊임없이 순환한다. 그것은 우주의 법칙이다. 일상생활에서 보면 이렇다. 화 속에 복이 들어 있고 복 속에 화가 들어 있다. 누가 그 근원을 알겠는가. 복이 화가 되고 화가 복이 되는 데에는 반드시 이유가 있다. 무엇이든 지나치면 반드시 역작용이 일어난다. 그래서 도는 기울어지지 않으며 기는 부드러우면서도 동시에 강하지 않은 것이 없다. 텅 비어 숨겨두거나 감추어 두지 않고 감출 곳도 없는 것이 도의 모습이다.

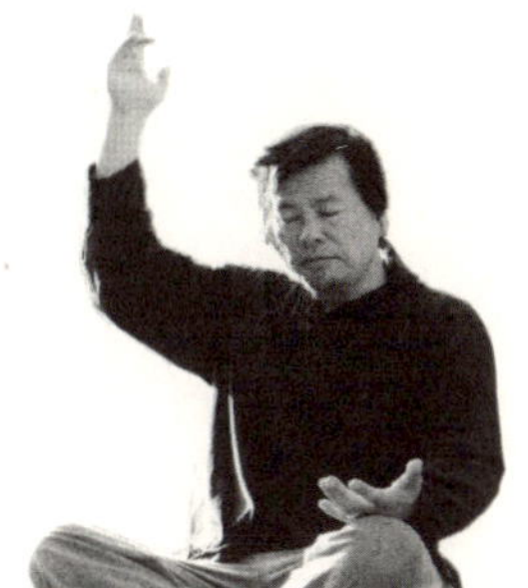

06

도법은 실천이다

선덕(善德)을 쌓으면 하늘의 뜻을 알 수 있다

하늘의 법이 도법이며 도법이 하늘의 법이다. 그리하여 도법은 자연의 법이며 자연의 법 자체가 바로 도법인 것이다. 도는 형체가 없고 크기를 잴 수 없이 큰 것이며 광활하게 펼쳐져 있다. 아무리 높아도 경계가 없고 끝도 없고 너무 깊어서 측량할 수도 없다. 겉과 속의 깊이를 헤아릴 수 없다. 또한 도법은 기의 법으로 이루어져 있고 기는 삼천대천의 세계와 하늘의 구중궁궐과 인간세상이 살고 있는 삼라만상 곳곳에 스며들지 않는 곳이 없고 이르지 않는 것이 없다.

기는 보이지도 않고 소리도 없고 냄새도 없다.

기는 음기와 양기가 있고 이는 곧 음양오행의 기운으로 돌아간다. 우주의 생성은 이 기에 의해 이루어졌으니 인간의 모든 오장육부와 마음도 이 기에 의해 생명을 가지는 것이다. 기의 운동법칙이 음양오행에 의해 이루어지는 것처럼 인간의 몸도 음양의 조화에 의해 번성하고 쇠퇴한다. 그래서 기는 만물을 생성하는 근본적인 것이며 크기도 하고 작기도 하며 강하기도 하고 부드럽기도 하다.

그는 기치료를 할 때 천지의 기운을 온몸에 받아 아픈 사람의 경혈에 집중적으로 투하한다. 그것은 곧 도법을 완성했을 때만 생겨나는 치유기공이다. 그렇다면 도법의 세계에서는 인간의 몸을 자연과 우주의 어떤 부속물로 보고 있는지, 아니면 자연과 대립하는 어떤 존재로 보고 있을까.

천지자연과 일치하는 것이 인간일까.

도법에서는 인체를 어떻게 보고 있을까.

그는 말했다.

"사람의 몸은 한 나라를 상징합니다. 가슴과 배는 왕궁, 사지는 국경, 머리와 관절은 백관, 정신은 군주, 피는 신하, 기는 백성과 같은 것입니다. 그래서 몸을 잘 다스리는 자는 나라를 다스릴 수 있습니다. 한 나라의 토지는 인체와 똑같고 산천초목은 인체의 사지이며 백 가지 맥과 모발 피부 근육 골절과 같은 것입니다. 하늘은 둥글고 땅은 평평한 것처럼 심장은 둥글고 신장은 평평합니다. 하늘과 땅의 차이는 8만 4천리인 것처럼 심장과 신장의 거리도 역시 8촌 4분이므로 심장과 신장은 천지에 비유됩니다. 머리카락은 별이요, 눈은 해와 달이요, 입은 강과 하천. 이는 옥석, 사지는 사시, 오장은 오행으로 천지는 인체와 함께 합니다. 즉 하늘은 둥글며 땅은 평평한 것처럼 사람의 머리는 둥글고 발은 평평합니다. 하늘에 해와 달이 있는 것처럼 사람에게는 두 눈이 있습니다. 땅에 구주(九州)가 있는 것처럼 사람에게는 9개의 구멍이 있지요. 양 눈, 콧구멍, 양쪽 귀, 입, 이음(二陰)이 있습니다. 하늘에 풍우가 있듯이 사람에게 기쁨과 노여움이 있고, 하늘에 우레와 번개가 있듯이 사람에게는 음성이 있습니다. 하늘에 오음(伍陰)이 있는 것처럼 사람에게 오장이 있고 하늘에 육률(六律)이 있는 것처럼 사람에게 육부가 있습니다. 하늘에 여름과 겨울이 있듯 사람에게 더위와 추위가 있습니다. 하늘에 음양이 있는 것처럼 사람에게는 부부가 있고. 일 년이 365일인 것처럼 사람에게 365개의 관절이 있고 하늘이 높듯이 사람은 어깨와 무릎의 불거져 나온 부분이 있습니다. 땅에 깊은 골짜기가 있듯이 사람에게는 겨드랑이가 있고. 땅에 초원이 있듯 사람에게

털이 있습니다. 땅에 작은 산이 있듯 사람에게 작은 관절이 있습니다. 땅에 산과 암석이 있는 것처럼 사람에게도 큰 뼈가 있습니다. 하늘에 밤낮이 있는 것처럼 사람도 일어나고 눕고 일 년이 열두 달이듯 사람도 12개의 큰 관절이 있습니다. 땅에 사계절 풀이 나지 않는 일이 있듯이 사람도 아이가 태어나지 않을 수 있습니다. 도법의 세계에서는 모두 천지 자연과 사람이 대응하고 있는 것입니다. 사람의 몸은 작은 우주라고 합니다. 모든 사람마다 작은 한 나라의 주인인 셈입니다."

도법의 세계는 우주의 근원을 알고 그것과 일체가 됨으로써 시공을 초월한 세계에서 우주의 기를 응용해 불노장생을 추구한다. 핵심은 불노장생이며, 죽음의 공포를 초월하는 것이다. '황제내경'에도 황제가 용을 타고 하늘로 올라갔다는 기록이 나온다. 황제가 백일승천했다는 것이다. 선인이 되어 하늘을 자유자재로 돌아다녔으니 몸이 죽지 않는 것을 말한다. 요즘은 건강 백세의 시대이다. 의학의 진보 때문이기는 하지만 몸을 단련하고 정신을 수련하지 않고 약에만 의존하면 약의 부작용으로 오히려 해를 입을 수 있다.

일시적으로 눈앞에 닥친 병을 치료하는 데는 물론 약이 필요하지만 궁극적으로는 기(氣)와 혈(血)과 정(精)이 청명해야 한다. 인간이 살아가는 데 가장 필요한 것은 돈도 아니고 명예도 아니다. 그 밑바닥에는 기가 있어야 한다.

명의 편작도 병이 낫지 않는 이유는 무당을 믿고 의사를 믿지 않음을 으뜸으로 꼽고 있다. 이를 통해서 오래 전부터 무당이 병 치료에 중요한 역할을 했음을 알 수 있다. 이는 오늘날에도 마찬가지이지만 불치병이나 난치병으로 고통 받는 이들은 지푸라기라도 잡는 심정으로 무속인들에게 의지해 더 큰 불행을 겪는다.

사람들이 바라는 것은 부자로 건강하게 오래 사는 것이다.

모든 사람이 그것을 누릴 수 없지만 행복하게 살고 높은 지위에 오르는 것을 염원하지 않는 사람이 없다. 오복은 장수하고 부유하며 무병하고 도를 즐기고 천명을 누리는 것이다. 사람이 오복을 누리기 위해서는 하늘로 받은 기를 훼손하지 않아야 하고, 기를 온전하게 유지하기 위한 가장 쉬운 방법은 자신의 어두운 마음을 닦아 빛을 밝히는 일이다.

그래서 모든 것은 하나로 돌아가게 해야 한다.

일(一)이란 도의 근본이며 기의 기원이라고 나와 있다. 일은 장수의 근본이며 생의 길이며 원기가 생기는 곳이다. 일이란 원기가 순수한 처음을 말한다. 일은 수의 근본이다. 그러므로 천지가 아직 열리지 않았을 때 기가 모여서 일이 된 것이다. 도는 일을 낳으며 일은 이를 낳고 이는 삼을 낳으며 삼은 만물을 낳는다. 일이란 우주의 원기를 모아 만들어진 것이다. 그래서 기를 받지 않고 태어난 것은 없다. 원기는 우주의 본체이며 천 지 인도 역시 원기에서 나누어진 것이다. 즉 천(天) 지(地) 인(人)은 원래 같은 원기인데 나누어져 셋이 된 것으로 각각 그 뿌리가 있다. 하나란 또 정(精) 기(氣) 신(神)을 말한다. 정 기 신은 원래는 하나이다. 신은 하늘에서 기를 받고 정은 땅에서 기를 받으며 기는 세 가지 모두가 중화되어 받으므로 본래 하나인 것이다. 사람들이 화복하고 장수하려면 기를 사랑하고 신을 존중하며 정을 소중히 간직해야만 하는 것이다. 정 기 신이 갖추어져 있을 때 사람은 건강하고 좋은 운이 온다. 그중 가장 중요한 것이 기이다.

사람 몸속에 있는 기는 몸의 경락을 타고 돌고 있다. 기가 없어지면 신과 정도 죽어버린다. 공기가 없으면 사람이 숨을 못 쉬고 죽은 것과 같은 이치이다. 기는 생명의 근본이며 신과 정은 기의 조화로 생기는 것이다.

도는 한마디로 기이다.

기를 유지하면 도를 얻을 수 있고 장수할 수 있다. 그래서 기를 잃으면 모든 것을 잃는다. 정은 혈액의 흐름이다. 정을 다 쓰면 뼈가 말라 죽게 된다. 생사의 갈림길은 기에 달려 있다. 부귀영화도 기에 달려 있고 기야말로 인생에서 가장 중요한 것이다. 그래서 일신의 정기를 지키는 것이 장수의 근본이며 빙의되지 않는 방법이다.

기가 얼마나 중요한지 태아를 보면 알 수 있다.

한 생명이 태어나는 가장 필수적인 요소가 바로 기인 것이다. 보이지 않는 우주의 기운이 새로운 생명에 들어와 탄생이 이루어진다. 태아는 천지자연의 기를 얻어 호흡한다. 사람이 태어나서도 태아와 같은 호흡을 하면 늙지 않고 장수한다. 세월이 가도 어린아이의 피부를 유지할 수 있고 활력이 넘치는 것이다.

도법은 단순히 고요한 곳에서 명상만 하는 것이 아니다. 몸을 수련하는 수많은 도인술이 있다. 그 방법은 간단하다. 적게 먹고 작게 말하고 명상하면 위와 장의 기운이 강해진다. 아무것도 생각하지 말고 단전에 기를 모으면 몸은 누워 있어도 세상의 모든 일을 다 알게 된다. 기쁘거나 즐거울 때 슬픔에 잠길 때 아플 때 위험에 처했을 때 그 어느 순간에도 일념으로 도를 생각하면 그 모든 것에서 벗어난다.

그리하여 세상에 선덕을 쌓으면 혼자서 하늘의 뜻을 알 수 있다. 하늘의 기는 아래로 흐르고 땅의 기는 상승하고 그 가운데 사람이 있다. 그러므로 모든 법에는 중화가 필요하다. 중화의 기를 얻어야만 비로소 만물이 무성하고 백성은 평화롭게 살며 세상을 태평하게 다스릴 수 있다.

　도법의 세계에서는 호흡을 통해 육신의 피부를 깨끗하게 하고 피를 맑게 하며 마음을 평화롭게 한다. 도법은 어떤 정치적인 신념, 사회에 대한 변혁 등을 초월해서 오직 자신의 기력을 더 높여서 더 높은 차원을 탐구한다.

　도법은 정신적 기운을 강화해 스스로 모든 해답을 구하는 것을 본질로 한다. 날카로운 쇠창을 목에 대고 눌러 휘게 만들고 굵은 철봉을 구부리며 머리로 벽돌을 깨는 육체적 수련의 결과가 나타나기도 하지만 이런 것은 육체적 노동에 불과하다.

　내공은 정신의 수련으로 심신을 강화하는 것이며 정신 집중과 내면의 아름다움을 만들 수 없다.

　그것은 우주의 맑은 기운을 받기 위한 도법의 아주 낮은 단계에 불과하며 남을 위해 사용할 수도 없다. 우리는 태어나면서 선천적으로 기를 가지고 있다. 그것을 원기라 한다. 그 원기는 우주와의 대화의 통로가 되며 자연적인 모든 존재들, 수많은 신들과의 교감을 할 수 있게 하지만 사회생활을 하면서 점차 소진되어 버리고 말았다.

　우리가 살고 있는 대자연 속에는 수많은 신들이 우리와 함께 존재하고 있다. 나무에는 나무의 신이 있고 산에는 산의 신이 있다. 세상에는 사람들에게 행복을 주는 신과 사람에게 재앙을 가져 오는 신이 있다. 이 신들의 세계도 위계질서가 있으며 서로 대립 상태가 치열해지면 인간 세상에 불행이 온다. 음양의 조화가 파괴되고 질병과 재앙이 시작되는 것이다. 사람이 신들과의 교감 능력을 잃어버렸으니 이제 우리는 누가 선신이고 악신인지 모른다. 그와 같이 일상생활에서도 누가 선하고 악한지 알아보는 눈이 없어져 버렸다.

사람들은 일상생활에 젖어 살면서도 도법을 구하기를 원하는 바람이 마음 어딘가에 있다. 사람들이 도법을 구하는 이유는 부지불식간에 누구에게나 죽음이 찾아오고 세상의 모든 것들이 언젠가는 다 사라지는 것을 잠재의식 깊은 곳에서 느끼고 있기 때문이다. 그래서 종교를 찾고 도를 구하는 길을 찾는다.

그러나 도는 하늘 너머 있는 것이 아니다. 생활 곁에 우리와 함께 있으며 우리를 지켜보고 있으며 우리를 기다리고 있는 것이다.

제자가 경허선사에게 물었다.

"도란 무엇입니까?"

경허선사는 이렇게 대답했다.

"도란 선행을 하는 것이다."

"그것을 모르는 사람이 어디 있습니까?"

경허선사가 대답했다.

"세살 먹은 어린아이도 아는 말이지만 팔십 먹은 노인도 행하기 어려운 것이 선행이다."

경허선사는 알고 있으면서도 일생 행하기 어려운 것이 선행이며 그것이 도라고 말한 까닭은 도란 멀리 있고 어려운 것이 아니라 아주 가까이 있으며 실천해야 한다는 것을 강조하기 위한 것이다.

선행을 하기 위해서는 먼저 자신에 대한 집착을 버려야 한다.

한 번 선행을 했다고 선행을 한 것이 아니고 두 번, 세 번을 했다고 선행을 한 것이 아니다. 선행은 오래 꾸준히 실천해야 한다. 자신이 한 줄도 모르게 해야 한다. 성경에도 오른손이 하는 일을 왼손이 모르도록 선행을 하라고 한 이유가 있다. 한 손이 선행을 한 것을 다른 손이 알면 다른 손이 질투를 하기 때문이다.

선행은 소리가 없고 움직임도 없어야 한다.

고요함 속에서 비로소 향기가 천지를 휘도는 것이다. 그래서 선행은 도로 가는 고속도로이다. 선행을 실천하면 자신에 집착하는 생각이 사라지고 세상에 함께 살고 있다는 것을 알며 모든 것들이 둘이 아님을 알 수 있는 것이다. 우리는 실천을 통하지 않고서는 어떤 사소한 깨달음에도 이를 수 없다. 선행은 도처에 있다. 우리가 손을 내밀고 첫걸음을 내딛을 때 우리는 엄청나게 넓고 큰 도의 바다로 나서는 것이다. 선행을 하면 많은 갈등에 부닥치게 된다. 그 많은 갈등들은 하늘이 내려준 시련들이다. 그 어려움들을 스스로 풀고 극복함으로써 정신의 폭이 넓어지고 태산같이 높아지며 바다의 심연처럼 고요해진다.

도를 이루기 위한 선행을 실천할 때 선행의 방향이 분명해야 한다는 것을 알아야 한다. 남에게 피해를 줄 수도 있는 것이다. 남의 것을 빼앗아서 조금 나눠 준다고 해서 선행이 되지 않는다. 이치는 언제나 단순하고 간단하다. 생각만 하고 실천하지 않으면 그것은 공중의 누각이며 모래로 만든 성과 같다. 바람이 불고 파도가 밀려오면 금방 허물어져 버린다. 생각은 현실이 시험하는 각종 시련과 고통에 너무 취약하다. 실천은 자신의 잘못된 점을 수정하고 몸과 마음을 닦아 육신과 영혼을 투명하게 하는 과정이다.

공부하는 생각만 해서는 시험 성적이 올라갈 수 없다. 실제 공부를 해야만 실력이 늘고 좋은 성적을 낼 수 있는 것처럼 실천을 통해서 스스로 이치를 터득해간다. 지혜가 생기고 마음도 편안해진다. 실천은 결실을 이루며 세상의 모든 것들을 자신의 내부로 가득 채우는 것과 같다.

선행이란 미륵의 마음이다. 병든 사람에게는 약을 주어 치유하게 하는 것이며 배고픈 사람에게는 밥을 주어 굶주림을 면하게 하는 것이다. 미륵의 마음은 미래에 우리가 실천해야 하는 세상이다. 미륵이 구현하는 이상세계를 앞당기기 위해서는 자신의 모든 행동에 대한 반성과 회의가 있어야 한다. 그 결과 자신을 극복하는 강한 정신력이 자라는 것이다.

정신이 집중되어야만 일에 집중하고 몰두할 수 있게 되고 잠든 순간에도 정신을 집중하면 어떤 일도 이루지 못할 일이 없다. 이 정신력으로 삼생을 다 볼 수 있다. 강한 정신력은 하늘의 기를 받아 사람의 몸을 치유할 수 있게 하고 천계의 목소리를 들을 수 있게 한다.

그는 하늘의 소리를 들으며 수행을 거듭해 왔고 그 결과 탁월한 치유기공을 얻었지만 이 기운을 과신하고 교만해지면 하늘이 그 능력을 거두어 간다는 것을 체험을 통해 알게 되었다. 능력을 함부로 사용하면 하늘로부터 벌점을 받아 현실에서 형언할 길 없는 고통과 사람으로 인한 피해를 받게 된다.

그는 공부과정에서 그것을 절실히 느꼈다고 했다.

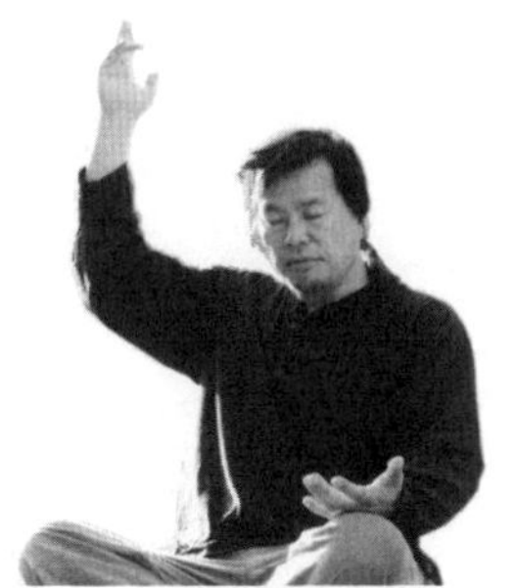

PART

07

영혼들의 대 반격

하늘로 받은 메시지

그는 하늘에서 백불이라는 이름을 받고 나서부터 하늘의 소리를 지상에 전하는 일을 하고 있다고 했다. 그것은 기치료를 통해 병든 사람들을 치유하고 하늘의 소리와 자연의 이치가 만나는 기치료센터를 여는 일이다.

"하늘의 진리는 순박합니다. 초등학생도 알아듣습니다. 어렵지가 않습니다. 진리는 단순하고 간단하며 소박합니다. 그런데 간단하고 소박한 것을 실천하지 않으면 아무 소용이 없습니다. 진리는 죽고 맙니다."

그는 지상에서 자신이 하는 일은 하늘의 뜻을 지상에 전해 사람들이 더 이상 미혹과 질병과 고통으로 헤매지 않고 마음의 평화를 구하고 극락정토의 세상을 지금 이 땅에 구현하는 것이라고 한다.

"저승으로 떠나지 못하는 영혼이 사람의 몸에 붙어 온갖 조화를 부려 생겨나는 고통을 치유하고 그 영혼을 저승으로 보내 인간의 질병을 치료하고 우주자연의 흐트러진 질서를 바로 잡는 것입니다. 즉 나무가 서 있어야 할 곳에 나무를 서 있게 하고 꽃이 피어야 할 자리에 꽃을 피어있게 하는 것입니다. 석류나무에 석류가 열리고 감나무에 감이 매달리는 것이 자연의 섭리입니다. 요즘은 과학이 발달돼서 온갖 유전자 조합으로 새로운 것이 세상에 나오고 있지만 이는 궁극적으로 자연의 질서와 이치를 파괴해서 인간을 점점 더 병들게 하고 있습니다. 유전자 구조를 변형한 곡식을 먹으면 인간의 유전자 구조도 변형되고 맙니다. 광우병이라는 질병이 있지 않습니까? 이는 초식동물인 소가 육식으로 만든 사료를 먹어서 나타나는 병입니다. 치료방법이 없지요. 이처럼 원래 자연의 이치를 거스르는 것은 천지자연의 기를 훼손하는 것이어서 하늘의 벌이 내려질 수밖에 없습니다. 본래 하늘이 만물을 낳고 만물의 움직임에 간여하지 않으나 그 위험이 극에 달했을 때 하늘은 경고의 메시지로 어떤 징표를 지상에 내립니다."

그는 말한다.

"정말 우리가 추구하는 삶의 행복은 자신에게 주어진 현실 속에서 최선을 다해 살면서 하늘의 뜻을 잃지 않고 그 진리를 깨닫는 일입니다. 어떤 주문이나 주술, 신비한 능력을 발휘하거나 개인의 앞날을 맞추는 이에게 의지하는 것은 자신의 원기를 남에게 맡기는 것이나 다름없습니다. 스스로 의지할 수 있는 이는 오직 자신밖에 없습니다. 누구도 아닙니다. 자신이 스스로 유황불 지옥에 뛰어들기도 하고 쇠가 녹아 흐르는 구리 솥에 몸을 빠뜨리기도 합니다. 스스로를 구원할 수 있는 것은 자신밖에 없습니다. 세상의 모든 종교와 그 가르침은 궁극적으로 자신을 구원하는 절대적인 목표가 아니라 자신의 완성을 위한 하나의 이정표에 불과합니다. 이정표가 목적지는 아니지요. 죽음 이후의 세계도 마찬가지입니다. 지금 이생에서의 삶과 정신력이 내생에 그대로 가는 것입니다. 그래서 다시 사람의 몸을 입어 여기 살고 있는 것은 하늘이 그에게 무엇인가를 하라고 내려 보내는 것입니다. 스스로 깨달아 하늘의 근원으로 나아가 그 세계와 일치하며 우주의 기운과 만나 단순하고 깨끗하고 소박한 진리의 얼굴로 살아가야 합니다."

그는 힘들고 고통스러운 상황에 처했을 때 계절의 법칙처럼 자연의 순리에 따라 나아가면 그것은 반드시 변하고 통하게 되어 있다고 했다. 시절 인연이 다하면 옛것은 떠나고 새로운 것이 오듯이 어떤 고난과 고통도 그와 같다는 것이다.

"운명이라는 것이 있지요. 운명은 과거의 지은 업에 따라 결정된 것이므로 이미 하늘에서 정해진 것입니다. 그러나 이 운명을 받아들이고 하늘이 준 운명을 사랑하면 운명을 바꿀 수 있습니다. 자신의 운명은 자신만이 바꿀 수 있습니다. 운명을 바꾸기 위해서는 지금까지의 생각과 행동이 새로워져야 합니다. 환골탈태(換骨奪胎)라고 하지요. 뼈를 바꾸어야 한다는 뜻입니다. 이미 있는 뼈를 어떻게 바꿀 수 있겠습니까. 정말 어렵고 어려운 일이지요. 그렇지만 천지암흑 속에서도 길은 있게 마련입니다. 운명을 바꾸는 가장 쉽고 좋은 방법은 적선공덕이라고 했습니다. 비록 하늘에서 받은 운명이 전생의 업연에 따라 이생에서는 고통을 지고 온간 간난신고를 겪는 길을 받았다 해도 그 길 속에서 선한 일을 거듭하면 자신도 모르는 사이 어느새 자신의 뼈가 금강석처럼 투명해지고 새로운 기회를 맞이하게 됩니다. 그것이 바로 하늘의 이법입니다. 하늘의 눈은 풀포기, 꽃잎 하나의 움직임도 다 알고 있습니다. 세상의 모든 일들을 무한하게 기록합니다. 사람들은 누구나 복을 받기를 원하지만 사람에 따라 복이 오는 이도 있고 일생 애를 써도 복이 오지 않는 이도 있지요. 그래서 사람들은 무당을 찾아 굿을 하기도 하고 신흥 종교에 빠져 가족을 버리고 재산을 탕진하기도 합니다. 그러는 한순간은 구원을 받은 것 같고 고통을 잊을 수 있지만 이미 하늘의 이법에 어긋나 있고 과거의 업이 태산처럼 높고 많은데 그 어떤 것도 풀리지 않습니다. 종국에는 남을 원망하고 미워하며 자신의 현실에 대해 비탄에 빠집니다. 자신 밖의 것에 의지해 어려운 현실을 벗어나려 해서는 안 됩니다. 하늘은 정성이 지극해서 그 마음이 하늘에 닿아야 비로소 감응합니다. 지금 자신이 고통에 처해 있다면 지금부터라도 자신을 책망하고 자신을 의심하십시오. 비록 상대가 백 번 잘못했다고 해서 그 잘잘못을 가리지 마십시오. 산천의 나무와 잎과 꽃들과 바람이 우리의 곁을 스쳐가면서 우리의 마음을 기록하고 누가 잘못하고 잘 했는지를 알고 있습니다. 지금 거짓말은 나중에 바다의 해일보다 더 큰 재앙을 가져온다는 것을 명심하셔야 합니다. 오직 선덕을 많이 쌓아야 합니다. 복을 받기 위해서는 복 받는 일을 많이 해야만 합니다. 세상의 가장 큰 이치는 절대 공짜가 없다는 것입니다. 자신의 운명은 자신이 만드는 것이고 자신이 태어나서 지금까지의 생각과 행동이 자신의 운명을 결정하고 미래의 자신을 만듭니다. 지금 불행하고 힘들다면 지금까지의 생각과 행동이 그렇게 만들었다는 것을 알아야 합니다. 그래서 지금까지의 생각과 행동을 바꾸어야 지금의 고통스러운 상황도 달라집니다. 마음을 새롭게 하면 도무지 움쩍할 것 같지도 않던 거대한 바위산 같은 운명도 달라집니다. 하늘은 내게 늘 말합니다. 매순간 자신을 단순하고 새롭게 하라고. 선행을 할 때 어떤 대가를 바라지 말아야 합니다. 화엄경에서도 말합니다. 머무는 바 없이 마음을 내라고 하지요. 대가를 바라고 선덕을 하면 그 복은 일시적이고 다시 괴로움의 바다에 빠지고 맙니다. 오히려 선덕을 하지 않을 때보다 원망하는 마음이 더 커집니다. 우주가 텅 비어 있으므로 우리의 마음도 텅 비어 있고 마음이 텅 비어 있으므로 더없이 많이 담을 수 있습니다. 태초의 기도 텅 비어 있습니다. 자신의 뼈와 살과 마음이 텅 비어 있을 때 본래 하늘의 기가 가득 차오르게 됩니다. 자기 생각으로 가득 차면 그 어떤 새로운 것도 자신에게 찾아올 수 없습니다. 비어 있는 공간이 넓으면 넓을수록 하늘의 복이 더 많이 들어올 수 있습니다. 그 비어 있음을 알 때 일신 상의 건강과 가족의 행복이 그 속에 충만해져 있음을 비로소 알 수 있습 니다."

"그러나 시련은 이제 부터"라고 그는 말했다.

그는 하늘로부터 소리를 받았으며 그래서 더더욱 자신에게 시련이 내렸다고 했다. 더 깊고 깊은 수행을 통해 기의 경지를 더 높이라는 뜻을 받았다는 것이다.

그는 2010년부터 영혼들의 대반격이 시작되었다고 했다. 전 세계에서 가장 많고 무책임하게 일어나는 낙태수술 때문에 낙태된 영혼들, 즉 태령(胎靈)들이 원한이 맺혀 지상의 인간들에게 무차별적으로 빙의해 온갖 질병과 혼란을 일으키기 시작했다는 것이다. 하루에도 수없이 낙태시술이 일어나고 있고 지금까지 낙태된 혼령들이 집단적으로 뭉쳐서 그들을 버렸던 부모와 가족은 물론 어떤 연고와도 상관없이 무차별적으로 사람을 공격한다는 것이다.

"이제 그 태령들의 절규가 시작되었습니다. 그것은 곧 말법의 시대처럼 혼란과 수많은 자연재앙과 괴질을 불러들입니다. 올 여름부터 가축들이 쓰러지고 이유 없이 죽어나가며 전염병이 돌고 태풍과 수해가 일어납니다."

그는 태령들이 집단화되어 가고 있다고 말했다. 자기의 뜻과 관계없이 갈기갈기 찢겨져 죽었으니 그 원과 한이 많은 영들이 모여들어 사람들을 무차별적으로 공격한다. 태령은 하늘의 기운을 받아 세상에 왔으나 세상의 빛을 한 번도 보지 못하고 죽임을 당했으니 그 원과 한이 맺혀 올해부터 마구잡이로 사람들의 몸에 달라붙어 복수한다고 했다.

그는 사람의 몸에 이유를 알 수 없는 병이 깊어지고 풍파가 일어나는 원인은 태령이 집단화되어 세력을 넓히고 사람의 몸을 몸주로 삼아 기생하기 때문이라고 했다. 정신력이 약하고 고민이 많은 사람일수록 태령의 공격 대상이 된다고 했다.

"보이는 세계를 보는 것이 의학이라면 보이지 않는 세계를 공부하는 것이 바로 도법의 세계입니다. 도법의 세계는 보이는 세계와 보이지 않는 세계를 동시에 보는 것입니다. 태령과의 전쟁은 상당히 심각하고 우려할 정도입니다. 그들은 사람들에게 큰 타격을 입힙니다. 보이는 적은 이길 수 있지만 보이지 않는 적을 이기기는 힘듭니다. 태령들과의 싸움에서 이기기 위해서는 정신력을 강화시키고 더 이상의 원혼들을 만들지 말아야 합니다. 사람의 몸에 기생해서 뿌리를 박고 있는 태령을 몸 밖으로 끄집어내는 것도 중요하지만 그들의 원혼을 위로하고 하늘의 기를 주입해 그들이 다시 보이지 않는 빛의 세계로 떠나보내야 합니다."

그는 태령도 자신과 인연이 있는 것도 있고 자신과 인연이 없는 것도 있다고 한다. 자신과 가족, 형제들과 인연이 있는 것은 인연법에 의해 일어나는 일이기 때문에 시간이 많이 걸린다고 한다. 뿌리 깊게 박힌 태령들은 좀처럼 사람의 몸에서 나오려 하지 않기 때문이다. 그와 달리 자신의 취향과 관심이 같은 것 때문에 기생하는 태령들은 몸 밖으로 불러내기가 훨씬 쉽고 천도하는데도 그리 많은 시간이 걸리지 않는다. 그런데 문제는 최근부터 이들 태령들이 단순히 인연이나 관심에 따라 빙의되는 것이 아니라 바이러스처럼 집단적으로 사람의 몸을 몸주로 삼아 침입하기 때문에 그들을 천도하기에 상당히 힘들다는 것이다.

그는 이렇게 말한다.

모든 태령들과 영혼들은 사람 몸속에 있는 신맥을 집으로 삼고 제멋대로 조종한다. 신맥에 대해서는 아는 사람이 별로 없다. 마음의 통로이다. 태령들이 신맥에 집단적으로 똬리를 틀고 앉아 집을 지으면 정신분열증을 일으키고 악몽을 꾸게 하며 하는 일을 망치게 하고 사람으로 하여금 자신의 본래 마음과 상관없는 행동을 하게하고 마침내 완전히 폐인으로 만든다. 태령들의 원한은 더없이 크다. 세상의 빛 한 번 보지 못하고 맛있는 음식의 냄새, 따뜻한 어머니의 가슴에 안기지 못하고 젖 한 모금 얻어먹지 못하고 짐이 된다는 이유로 사지가 떨어져 나가고 심장이 파열됐으니 그 복수를 하고 싶은 것이다. 더구나 그런 태령들이 집단적으로 행동하니 그 파괴력이 상상할 수 없을 정도로 대단하다. 모든 영혼들은 신맥을 집으로 삼는다. 즉 토끼도 다니는 길이 있고, 노루가 다니는 길, 비행기가 다니는 길, 호랑이가 다니는 길이 다 다르듯이 태령이나 영혼들이 사람의 몸속에 자리 잡고 온몸을 돌아다니는 통로가 있는 법이다. 그 길을 알지 못하면 영혼을 제도할 수 없다. 적을 알면 백전백승이다. 올해 태령을 비롯해 세상을 떠도는 영혼들의 대반격이 시작되면서 재해는 물론 자살 영혼들의 횡포로 더없이 자살률이 높아진다.

이미 우리는 우리 자신을 잃어버렸다. 우리는 출세와 행복의 겉모습에 속아 정신없이 살아왔지만 오히려 무수한 질병의 고통 속에 빠져들어 간다. 자신이 원하지 않는 자식이라고 해서 낙태를 수없이 해 왔다. 재물과 권력이 사라지고 몸이 병들어서는 이미 되돌릴 수가 없이 본래의 마음은 병들어 버린 것이다. 이런 이들에게는 남에게 원한을 사는 일도 많이 하기 때문에 빙의가 되어 자신과 가족을 병고에 시달리게 하기도 한다. 병명도 나오지 않고 시름시름 앓는다.

현대의학에서는 이런 증상을 우울증, 신경쇠약, 정신분열이라는 등의 병명으로 치료를 하지만 정신분열, 틱 장애, 다중성격, 우울증 등은 빙의가 된 것이 대단히 많다. 그러나 정확하게 원인을 알지 못하기 때문에 치료방법을 찾지 못해 돈과 시간을 낭비하고 고통을 겪는 사람들이 많아진다. 사회가 점점 동호인 등 집단화 단체화되는 것처럼 이제 태령을 비롯한 모든 영들도 같은 생각과 같은 죽음의 이유에 따라 집단화되어 인간에게 불치병을 유발하고 원귀화(寃鬼化)되어가게 만든다. 그것들이 이승에 남아 떠돌다 인연법에 따라 사람의 몸에 깃들어 갖가지 질병을 일으킨다.

그가 하늘로부터 받은 메시지가 이제 일어날 일이라면 그는 앞으로 일어날 사태에 대해 어떻게 대처해야 하는지 물었다.

"이번에 하늘의 메시지를 받으면서 몇 광년 전의 내 모습을 보았습니다. 온통 희고 흰 하늘에 흰 부처의 모습을 한 내 모습을 보았습니다. 비로소 하늘이 내게 백불이라는 이름을 내려준 까닭을 알았습니다. 최초의 내 전생을 보았던 겁니다. 이제 나는 내 자신을 펼치는 것이 아니라 내 자신을 없애야 합니다. 지금 이 세상은 상대가 인정해 주지 않으면 안 되는 세상입니다. 아무리 뛰어나도 세상이 알아주지 않으면 안 됩니다. 진정한 도인은 세상이 그를 알아주지 않아도 슬퍼하지도 않고 조급해 하지도 않아야 합니다. 텔런트는 시청자가 인정해주어야 합니다. 팬클럽에 많은 이들이 가입해야 하고 그가 출연하는 모든 영화와 드라마를 시청해주는 사람이 많아야 인기 텔런트가 됩니다. 그래서 나는 스스로 내 자신을 세상에 드러내기보다 어디선가 내 모습과 능력을 알고 찾아와 주기를 바랍니다. 그들이 진정 원하면 나의 기공 능력도 조금도 가감 없이 발휘됩니다. 인연을 만나면 수없는 기적을 일으키는 것이 도법입니다. 나를 찾아오는 이들과의 상담도 달라졌습니다. 먼저 상담자가 원하고 내 능력을 인정해 주지 않으면 나는 하늘의 뜻에 따라 어떤 일도 해서는 안 됩니다. 올해 경인년에 변화의 축이 생겼습니다. 음양의 비율이 깨져서 자연재앙, 정신분열, 자살이 많아집니다. 여름에 전염병이 많이 생기기 시작하고 전염병이 번져서 인간에게까지 옮겨갈 가능성이 많습니다. 이제 세계적으로 음의 기운이 득세하고 양의 기운이 점점 쇠퇴를 하고 있습니다. 이처럼 음양의 비율이 깨어지면, 특히 음의 기운이 더 많아지면 냉해와 땅의 재앙들이 흔하고 자살이 많아지며 정신분열과 이유 없이 타인을 무차별적으로 해치는 일이 많아집니다."

그는 사회가 혼란되면 먼저 신흥 종교들이 득세하고 사이비 종교집단과 가짜 초능력자들이 많이 나올 것이라고 우려한다. 그것은 사람들이 불안하기 때문에 기존의 어떤 가치에 의존하기보다 새로운 능력을 가졌다고 주장하는 집단이나 사람에게 쉽게 빠져들기 때문이다. 왜냐하면 기존의 가치에 의존하면 이미 짜인 위계질서에 따라 움직여야 하기 때문에 급한 마음을 다스리고 진정하는 어떤 위로도 받기 어렵고 그 시간도 많이 걸리기 때문이다. 사회가 불안하면 경제가 힘들다. 전염병들이 돌면 사람들의 교류가 확 줄어든다. 그래서 경제가 어려워진다. 지금 살아 있는 사람들 가운데 한두 번 이상 낙태를 경험하지 않는 사람이 드물 것이다. 천주교에서 낙태를 교리로 금지하는 것은 참으로 다행한 일이다. 교리의 강제 조항으로 낙태를 금지했기 때문에 많은 천주교 신자들은 낙태를 하는데 주저했을 것이고 많은 생명들이 세상의 빛을 보았을 것이다. 정자와 난자가 수태를 하고 49일이 지나면 태아의 몸속에는 하늘의 기운이 들어와 영혼이 숨쉬기 시작하는 것이다. 낙태를 한다는 것은 단순히 육신을 수술로 죽이는 것이 아니라 영혼을 말살하는 것이나 다름없다. 이제 낙태된 영혼들이 집단적으로 그 인연에 따라 사정없이 사람과 그 인연 있는 집안에서 온갖 원망의 몸짓을 해대고 전염병을 일으키면 국가적인 피해가 더없이 크다.

종교단체도 사랑과 희망 믿음, 자비를 강령으로 하고 있지만 그 말 속에 진정한 마음이 없어 사람들은 그 말장난에 놀아난다. 사람이 사람에게 죄를 짓고 그 잘못을 먼저 죄를 진 사람에게 뉘우치고 그 대가를 받지 않는데 누가 그들을 용서해 줄 것인가. 성령도 부처도 없는 허상만이 교회와 사찰에 넘치고 있다. 많은 이들이 예수, 마리아, 부처를 찾지만 과연 그들 속에 참으로 희구하고 간절히 기다리는 신의 모습이 나타날 것인가. 신을 만나기 위해서는 마음이 청정한 사람만이 그 뜻을 이룰 수 있다. 대통령을 만나려면 비서실을 통과해야 하듯이 각자의 그릇에 충실한 역할을 해야 한다. 사람마다 각자의 그릇이 있다. 중간 그릇도 있고 큰 그릇도 있다. 그 그릇이 아무리 크다 해도 하늘의 기운을 교감하지 못하면 무용지물이다. 하늘의 뜻을 정확히 인지하고 하늘의 메시지를 들으려면 내 자신을 없애야만 하늘의 소리를 들을 수 있다. 그럴 때 그릇의 크기는 더 이상 문제되지 않는다. 자신이 없으면 성낼 것도 없고 슬퍼할 것도 없다. 모든 문제는 자신으로 인해서 일어나고 물결처럼 번져나간다. 하늘의 성인들이 원하는 것은 자비, 관용, 사랑, 평화이다. 하늘의 소리를 전하는 까닭은 땅의 사람들이 알지 못하고 듣지 못하는 것을 일깨워주기 위해서이다. 하늘의 진리는 군더더기가 없다. 선문답은 지상의 수많은 지식과 지혜를 한 단어로 줄이는 것이다. 그것은 바로 실천이다.

학력과 관계없고 출신과 관계없이 누구든지 바로 알아들을 수 있게 하는 것이 하늘의 진리이고 소리이다. 단순하고 쉽고 간결하고 누가 들어도 바로 알아듣게 해야 한다. 이제 우리는 성인의 본래 말씀으로 돌아가야 한다. 본래 부처님의 말씀과 예수의 말씀은 수많은 비유로 쉽게 설명하고 있다. 누가 들어도 공감하고 쉽고 단순한 것이다. 그런데 어려운 것은 그것을 신비주의로 만들어 가기 때문이다. 가짜는 포장이 화려하다. 과거와 달리 도자기를 만드는 기술이 훨씬 발달했는데 고려청자를 완벽하게 재현해 낼 수 없는 이유는 고려의 도공들은 도자기 속에 혼신의 기운을 불어넣었기 때문이다.

그는 지금의 종교인들은 대단히 어려운 말들을 써서 많은 사람을 현혹시킨다며 진리의 단순함을 강조하고 그것을 실천해야 할 때가 왔다고 한다.

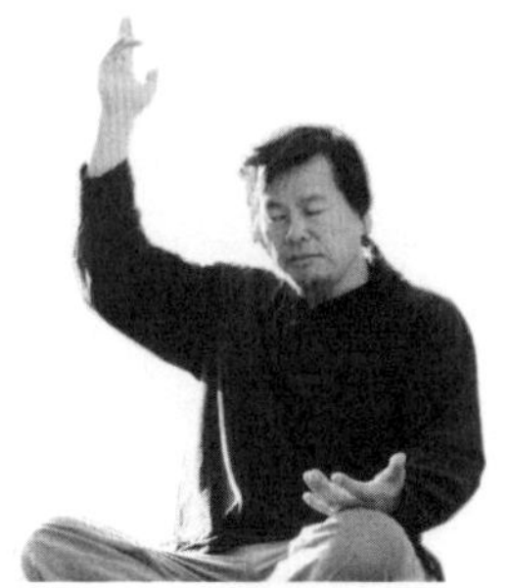

죽음 이후 어디로 가는가

인생은 끝없이 이어진다

사람들은 궁금해 한다. 죽음 이후 우리는 어디로 가는지 라고. 죽음은 살아 있는 기가 보이지 않는 세계로 떠나가는 것이다.

죽을 때 고통스러울까?

사람들은 죽음의 순간을 한 번도 맞이한 적이 없기 때문에 이를 두려워한다. 미지의 세계로 넘어가는 순간은 불안하지만 실제 죽기까지 고통을 받았던 이들도 죽음의 순간에는 아무 고통도 없다. 죽음의 과정은 아무 고통이 없기 때문에 자기가 죽었다는 것을 알지 못하는 사람도 많이 있다. 아픔과 고통은 언제나 현실일 뿐이지 죽음은 고통과 아무 상관이 없다. 그것은 마치 꿈을 꾸는 것과 같은 것이다.

그렇다면 내세는 어디에 있는 것일까.

내세는 영혼이 살고 있는 곳이다. 무수한 전파가 건물의 벽을 뚫고 들어오듯이 둘 이상의 것이 동시에 공간을 차지할 수 있는 것처럼 실질적으로 현실에 존재하면서도 다른 시공계 속에 있는 것이 내세이다.

『법화경』에 이런 말씀이 나와 있다.

전생을 알고자 하느냐 금생(今生)에 받는 것이다.

내생을 알고자 하느냐 금생에 하는 것이다.

우리는 전생에 대하여, 그리고 사후 자신이 어떻게 환생할까에 대하여 두려워하면서도 궁금해왔다. 부처님께서 말씀하셨다 시피 현재의 삶을 긍정적으로 바라보며 남에게 덕을 베풀고 살면 내생에 다시 인간으로 환생되어 잘 살 수 있겠지만 현재의 삶에서 남을 속이고 시기하고 도둑질하고 남에게 상처를 주는 생활을 하면 금생에 지은 죄로 인하여 인간으로 다시 환생할 수가 없다.

혹 인간으로 환생한다 해도 전생의 큰 업장 때문에 고통스러운 한 세상을 보내야 한다. 그러나 많은 이들은 다음 생은 다음 생이며 무슨 수단과 방법을 동원해서라도 현생에서 돼지처럼 당장의 이익과 행복을 누리고 싶어 한다. 내생은 현생에 따라 결정된다는 의미를 법화경은 전하고 있다. 심은 대로 거두고 베푼 대로 돌아오는 법이다.

공자는 논어에서 삶도 모르는데 어찌 죽음을 말하겠는가 하며 죽음 이후의 세계에 대해 언급하기를 피하고 현생의 삶이 중요하다는 의미를 강조하고 있다. 그는 지금 우리가 살고 있는 이생에서의 태도와 인식이 가장 중요하다고 보았다.

그와 동시에 그는 아끼던 제자 안회가 일찍 죽자 몹시 슬퍼하였는가 하면 "죽은 사람에 대해 슬퍼하지 말라. 그는 언제나 우리 곁에 있다. 그는 애정 깊은 우리의 친구이다"라고 말함으로써 두 가지 태도를 동시에 취하고 있다. 그는 죽음이 영원한 이별이라는 점을 인정함과 동시에 비록 육신은 사라졌지만 그 영혼은 언제나 함께 하고 있다는 태도를 보였던 것이다.

죽음 이후의 세계는 어디일까.

정말 죽음은 삶의 종착역이 아니고 새로운 세계의 출발점일까. 죽으면 영혼의 세계로 이어지고 그 다음 내생으로 이어지는 것일까. 질문은 끝이 없다.

우리가 가장 궁금한 것들 중 하나는 죽음은 정말로 모든 것의 종말일까 하는 점이다.

수많은 경전들과 종교는 하나같이 내세에 대한 언급을 하고 있다. 천국과 지옥이 있다고 하지만 눈으로 보고 손으로 만질 수 없다. 확실한 것이 어디에도 보이지 않고 만날 수 없기 때문에 죽음에 대한 불안과 공포는 언제나 사람들의 행동과 생각 속에 숨어 있다.

사람이 고통을 겪으면 자기도 모르게 불쑥 하는 말이 "죽으면 그만이지,"라고 하고, 때로는 "결국 죽게 될 거야."하고 말하기도 한다. 이런 말들은 언제나 일상생활에서 흔하게 듣고 쉽게 내뱉는 말이다.

결론부터 말하자.

죽음 뒤에도 삶은 끊임없이 이어진다. 육신이 없어져도 육신에서 빠져나온 영혼은 시간과 장소를 초월해 윤회를 계속한다. 죽음은 끝이 아니라 새로운 탄생의 준비시기인 것이다. 이생에서의 우리의 인생은 우주의 근원에서 보면 순간에 지나지 않는다. 그 순간이 힘든 이들에게는 긴 여정이지만 행복한 이들에게는 봄꽃처럼 짧은 순간일 뿐이다.

권력이 무상하고 열흘 피는 꽃이 없다는 것을 알면서도 인생이 얼마나 짧은지 아는 사람조차도 봄꽃처럼 짧은 인생 속에 수많은 일을 겪으며 한 순간이나마 현실에서 벗어나기를 소망한다.

과학자들은 죽음 이후의 몸무게가 어떻게 변하는지 반복 실험을 한 끝에 심장이 멎는 순간 체중이 평균 15~30g이 줄어든다고 한다는 것을 알아냈다. 그래서 그것을 영혼의 무게라고 추정해 왔다. 그러나 인간의 육체를 해부해서 영혼의 구체적인 모습을 몸 안에서 발견한 사람은 아무도 없다. 그것은 영혼이 육체와 같은 물질이 아닌 것임을 보여주고 있다. 그렇다면 죽음의 순간에 줄어드는 작은 무게는 무엇을 뜻하는 것일까.

이 세상의 모든 종교는 인간에게 영혼이 있다고 말해왔지만 현대 의학은 몸속에 내재하는 어떤 생리적 기관에서도 그 존재의 발견을 하지 못했다. 그렇다면 그것, 죽음의 순간 줄어드는 몸무게의 차이는 무엇일까?

그것은 바로 에너지인 것이다. 우리 몸을 움직이고 뇌로 하여금 명령을 내리게 하는 근본적인 하드웨어가 바로 마음의 에너지, 기인 것이다. 이 에너지가 몸을 떠나 공중으로 가버린 것이다.

바로 이 에너지는 이생에서의 모든 행동과 말에 대한 기록을 하고 있는 블랙박스와 같은 것이다. 이것이 거추장스러운 육신을 떠나 나비처럼 훨훨 날아가 새로운 세계로 나아가는 것이다. 이 블랙박스에는 현생에서의 자신의 삶이 남김없이 기록되어 있다. 몰래 카메라가 아니라 자신의 존재 자체가 바로 자신을 찍는 카메라이며 이 카메라는 목숨이 다하는 순간 디지털 카메라처럼 인화되어 영혼의 세계로 넘어간다.

죽음 이후의 세계는 눈에 보이지 않지만 우주의 이치는 눈에 보이지 않는 것을 눈에 보이는 것으로 언제나 증명해 준다. 누군가 들리지 않는 소리를 듣고 보이지 않는 모습을 보고 있는 것이다. 밝고 환한 생각을 하는 사람들은 죽어서도 그런 영혼들이 모여 있는 곳으로 간다. 나쁜 행동을 하는 사람들은 죽어서 그런 영혼들이 모여 있는 곳으로 가는 법이다. 자기의 말과 행동을 조심해야 하는 이유가 여기에 있다. 우주의 이치는 같은 파장끼리 모인다.

죽음 이후의 세계와 현세와의 중간 매개자는 보이지 않는 세계를 투시하고 미래를 예언하는 능력을 가진 사람들이다. 이런 능력을 가진 사람들은 중세시대에는 마녀라고 하며 고문을 하고 화형에 처하기도 했고 국외로 추방되거나 감옥에 가두었다.

그들을 영매라고 하는데 영매는 삶과 죽음을 이어주는 매개체 역할을 한다. 영매란 빙의 현상과 다르다. 영매는 영계로부터 메시지를 전하는 일을 한다. 그러나 이런 현상은 돈벌이를 목적으로 하는 것이 더러 있었기 때문에 신뢰받기 어려웠고 믿음을 주지 못했지만 영계의 차원과 교신한다는 것은 확실하다. 그러나 이런 영매는 낮은 영적 차원의 세계에 살고 있다.

고급 영혼을 가진 기 능력자들은 영계와의 교신과 메시지 차원을 넘어 영혼의 원망과 집착을 풀어주고 생애의 미련을 없애주며 빛으로 화해 새로운 우주의 차원으로 넘어갈 수 있도록 도와준다.

우주 안의 모든 것은 끝없이 윤회한다. 업에 따라 윤회하는 것이다. 우주는 윤회로 이루어져 있다. 우리가 살고 있는 지구의 모든 존재가 자연의 순환법칙에 따라 윤회하듯이 그 안에 살고 있는 우리 자신도 오직 윤회의 길을 따라간다.

사람이 죽어 산에 묻히면 그것이 썩어 흙이 되고 그 흙의 양분을 받아 나무가 성장하고 그 나무가 죽어 땔감이 되며 그 땔감의 열이 다시 생명을 태어나게 하는 것이다. 생사는 쉼 없이 반복된다. 옛 알래스카 사람들은 부모가 늙으면 산 채로 얼음 위에 내다 버려 곰의 밥이 되게 한다. 그 곰을 자식이 잡아먹어 부모는 다시 자식의 몸에서 피와 살로 거듭난다는 관습을 가지고 있다. 환경여건상 그렇게 하지 않으면 겨울이 긴 지방에서 어떤 식으로 시신을 처리할 수 없기 때문에 생겨난 풍습이기는 하지만 이런 풍습에도 윤회사상이 깊이 뿌리박혀 있다.

천상과 지상의 세계를 되풀이 하는 것만 윤회가 아니다. 현생에서도 끝없는 윤회가 되풀이 된다. 지옥도, 아귀도, 축생도, 아수라도, 인간도, 천상도 등 육도(六道)의 길은 자신의 업보에 따라 결정된다. 자기가 살아온 결과에 따라 여섯 가지의 길로 가게 되는 것이다. 하루 한순간에도 우리는 이런 육도 윤회의 마음속에서 살고 있다. 한순간 천사 같은 마음이 되는가 하면 증오와 질투에 사로잡히면 짐승의 마음이 되는 것이다.

천상의 세계든 지상의 세계든 그 어디든 무임승차는 없다.

우연한 일은 생기지 않는다.

모든 결과에는 반드시 이유가 있게 마련이다. 선업을 지었으면 천상에 가고 악업을 지었으면 지옥에 간다. 지금 세상 사람들은 다음 세상을 두려워하지 않는다. 지금 이생에서 무슨 짓을 해서라도 돈을 벌고 쾌락을 누리며 이름을 높이고 권세를 부려 살고 싶어한다.

육도 윤회는 내세에서만 결정되는 것은 아니다.

바로 이생에서도 육도 윤회가 있는 것이다. 사람의 얼굴을 하고 있지만 짐승처럼 사는 이들도 있고 천사처럼 사는 이들도 있는 것이다. 사람의 행동을 하고 사람의 말을 하지만 이미 아귀가 되어 있는 이들도 적지 않다. 더구나 종교인들마저 혹세무민하고 있으니 속가인들은 오히려 변명하기에 더 좋은 것이다.

지옥은 세상 곳곳에 있고 마음자리에도 수없이 있다. 욕심 많은 이들이 죽어서 가는 곳만이 지옥이 아니다. 재물에 집착하여 남의 것을 빼앗아 고통을 주고 무지하고 거짓을 즐기는 이들은 그들이 살고 있는 바로 그곳이 지옥이다.

사람이 죽으면 그 영혼은 생전의 그 대가를 다 치르고 다시 세상에 태어나게 된다. 윤회는 우주와 대자연의 법칙이다.

눈에 보이지 않는 것을 사람들은 무시한다. 무시하면 무시할수록 윤회는 거듭되고 지금까지 쌓아온 업을 소멸하는 노력을 하지 않게 되기 때문에 육도 윤회를 거듭하며 고통을 받게 된다. 세상에 존재하는 모든 것은 필연적으로 소멸하게 되는 운명을 지니고 있으므로 괴로움을 벗어날 수 없다.

괴로움 중에서 가장 큰 고통은 자신과 인연이 있는 영혼이 자신의 몸에 빙의되어 나타나는 것이다. 이는 의학적으로 치료될 수 없는 깊은 원인을 가지고 있다. 이 괴로움 속에서 세상에 변하지 않는 것이 없다는 확연한 깨달음에 이를 때 비로소 우리는 고통의 깊은 뿌리에 직면할 수 있고 괴로움에서 벗어나 무념무상의 세계로 갈 수 있는 것이다.

사람은 오만 가지 욕망을 안고 살아가며 이를 구하기 위해 일생의 시간을 바치지만 그 즐거움은 언제나 순간적이고 유한하다. 남의 것을 빼앗거나 온갖 잡다한 무엇인가를 얻으려 하지만 집착하는 마음은 필연적으로 괴로움을 낳는다. 많이 가질수록 자신의 것을 잃어버릴 것에 대한 두려움이 많고 이를 막기 위해 또 다른 괴로움을 낳는다. 과거와 같은 생각을 되풀이하면 과거와 같은 행동을 되풀이하고 이는 과거와 똑같이 괴로운 삶을 살게 만든다.

아, 어찌할 것인가.

모든 것은 마음이 만드는 것을 안다 해도 글자 자체의 해석에 빠져 있어 하루도 마음이 비어 있을 날이 없다. 근심 걱정에서 기쁨과 즐거움 향락에 이르기까지 무언가로 우리의 육신은 가득 차 있다.

천하의 권력을 부리고 하늘 아래서 영화를 누리고 수많은 미녀를 희롱

했던 황제들도 죽음 앞에서는 오히려 평범한 이들의 삶을 그리워한다. 그러나 이미 때늦은 일이다. 황제의 권력을 유지하기 위해 수많은 사람들의 목숨을 빼앗아 왔고, 결국은 죽음에 의해 자리를 내어줄 때가 되어서야 후회를 한다. 죽음 앞에서 선량하지 않는 사람이 없다고들 한다. 새도 죽을 때는 울음이 구슬프고 사람도 죽을 때는 한 생애의 시간들이 말 위에서 보는 경치처럼 한순간에 지나가면서 회한에 가득 차게 만든다. 어쩌면 죽음을 두려워할 시간조차 없이 정신없이 살아왔는지도 모른다. 최후의 시간에 이르러서야 마음의 평화와 내세의 행복을 발원한다.

그제야 그들은 비로소 안다.

오직 마음의 평온함이 없이는 어떤 진정한 즐거움도 없다는 것을.

삶의 진정하고 변하지 않는 목적은 무엇일까.

부귀영화를 누리고 세간에 이름을 드높이는 것일까. 아니면 인생의 구절양장 같은 고뇌와 풍찬노숙의 어려움을 당연한 것으로 알고 받아들여 지금까지의 업을 소멸하고 마음의 완성을 구하는 것일까. 그것은 오직 자신의 결단에 달려 있다.

인생의 궁극적 목적이 무엇인가는 살아 있는 모든 존재에 자신의 가치와 능력을 바치는 일이다. 누구도 그것을 강요하지 않는다. 하늘이 사람의 형상을 만들어 지상에 내보내지만 사람의 결단에 간섭하지 않고 지상의 법칙에 맡겨둔다. 우리는 영원히 자신과 함께 있을 수 있는 것은 아무것도 없다는 것을 잊어서는 안 된다.

나 밖의 것들은 내가 아니다. 내가 아끼던 물건들도 언젠가는 깨어지고 부서지며 자신을 떠난다. 어느 날 세상에 의지할 만한 것이 하나도 없고 죽음의 길 앞에 동행할 수 있는 자는 가족도 친구도 그 어떤 사랑도 아니라는 것을 알게 되면 그때 비로소 부처님이 말씀하신 뜻을 알게 된다. 자등명(自燈明), 법등명(法燈明)이라고 하지 않았는가. 세상에 변하지 않는 것이 없으니 자신에게 의지하고 법에 의지하라는 뜻이다. 그러기 위해서는 쉬지 말고 마음공부를 해야 한다.

사람이 어디에서 와서 어디로 가는지 아무도 모른다. 이것은 근원적인 질문이다. 본래 세상에 없었던 내가 어느 날 세상에 태어나 생로병사의 길을 걸어간다. 내가 누구인지 이름은 있지만 자신이 누구인지 어디서 왔는지 분명히 알 수는 없다. 삶이란 자신이 어디에서 와서 어디로 가는지를 알기 위한 과정이다. 그 대답을 알 수 없을 때 우리는 무수한 윤회의 길에서 벗어날 수 없다. 우리가 전생과 전전생 등 수없이 되풀이 되는 윤회 속에서 어떤 행로를 걸었는지 누구도 기억하지 못한다. 특별한 능력이 있는 사람을 통해 전생의 기억을 되살린다 해도 현생의 삶에 무슨 의미가 있겠는가.

전생은 현생의 거울이며 결과이므로 우리는 현생의 삶을 통해 전생의 기억을 밝힐 수 있다. 수없는 윤회의 시간 동안 뱀으로 나기도 하고 소로 나기도 하고 흑인으로 나기도 하며 아랍인으로 태어나기도 한다. 지구상에서 생명 있는 존재로 태어나 그 업연에 따라 갈 길이 정해지는 것이다.

사람의 얼굴을 하고 세상에 태어났다면 윤회의 과정 속에서 어느 모습이 자신의 진정한 얼굴인지 알 수 없다. 사람으로 났든 축생으로 났든, 태어났다가 죽으면 육신은 사라지고 영혼만 남아 새로운 윤회를 기다린다. 어느 것이 본래의 내 모습인가. 영혼이 나의 실체인가. 아니면 사람의 얼굴을 하고 온갖 희로애락에 빠져든 육신이 내 얼굴이란 말인가.

사람마다 부모가 다르고 그 환경도 다르게 태어난다. 꽃들과 나무들도 마찬가지다. 심산유곡에 홀로 피었다가 지는 꽃도 있지만 화단에 심겨져 있다가 꺾여서 화병에 꽂히는 꽃도 있고 거리의 가로수로 서서 일생 매연에 시달리는 나무가 있는가 하면 깊은 산 속에 서서 천명이 다할 때까지 가지를 뻗고 뿌리를 내려 서 있는 나무도 있다. 그것은 각자의 업이 다 다르기 때문이다. 업이 다르면 서로 다른 세상에 태어나 서로 다른 눈을 가지고 세상을 보게 된다. 소가 보는 세상의 모습이 다르고 뱀이 보는 세상의 모습이 다르다. 전생의 업이 무거우면 무거울수록 비천한 동물로 태어나 참혹한 최후를 맞게 된다.

말 한 마디를 잘못해서 5백 생 동안 여우의 몸을 받게 되었다는 이야기도 있다.

중국의 고승 백장선사가 설법을 끝내자 대중들이 뿔뿔이 흩어지는데 한 늙은이만이 두 손을 앞에 모으고 공손히 서서 그를 기다리고 있다가 한 마디 질문을 했다.

그는 백장선사에게 말했다.

"저는 사실 전생에 이 절의 방장이었습니다. 설법을 하는데 한 수행자가 묻기를 깨달으면 더 이상 윤회와 인과에 떨어지지 않느냐고 묻기에 그렇다고 했습니다. 그 말끝에 나는 5백 생 동안 여우의 몸을 입게 되었습니다. 이제 선사께서 한 말씀을 들려주셔서 여우의 몸을 벗게 해 주십시오."

늙은이의 말을 들은 백장선사가 말했다.

"그대는 나에게 똑같이 질문을 해보라."

"깨달음을 얻으면 인과에 떨어지지 않습니까?"

"오직 인과에 어둡지 않을 따름이다."

백장선사의 대답을 들은 늙은이는 공손히 절을 하며 말했다.

"이제 여우의 몸을 벗게 되었습니다."

다음날 백장선사는 상좌를 불러 뒷산 굴에 가면 여우의 시신이 있을 것이니 후하게 장사를 지내주라고 일렀다는 고사가 있다. 수행자가 말 한 마디를 잘못해도 수백 생을 짐승의 업을 입거늘 하물며 수행자가 거짓말을 하고 재물을 탐하며 불사를 한다는 이름으로 속가인들로부터 노동과 돈을 함부로 거두어들이면 내세생생(來世生生) 뱀의 업을 받을 것이 아니겠는가.

생각해 보면 참선을 하고 수행의 길을 나선다고 해도 그것은 항하사의 모래알 같은 방편에 지나지 않는다. 고요한 생각, 고요한 자세는 필요하나 그것에만 머물러 있으면 세상의 등을 밝힐 수 없고 자신의 몸마저 밝힐 수 없다.

고요함은 왜 고요함인가.

그것은 움직임을 위한 것이다. 아주 작은 것이라도 선한 공덕을 실천하면 그것이 바로 복을 짓는 길이며 윤회의 업보에서 벗어날 수 있는 유일한 길이다. 질병에서 벗어날 수 있고 저승에 가지 못한 영혼들을 천도할 수 있는 것이다.

우리는 빠져나갈 수 없는 인과의 법칙 속에 놓여 있다.

죽음 이후의 세계도 인과의 법칙 속에 놓여 있다. 그러므로 산 자는 죽은 자의 영혼을 위해 정성을 바치는 마음이 필요하다. 산 자가 죽은 자를 위하지 않는다면 누가 죽은 자를 위하겠는가. 그들은 지금까지 살았던 현생에서의 삶을 마감하고 낯선 길을 떠나면서 무한히 두려워한다. 영혼들은 그가 생전에 품었던 생각과 일어난 사실들과 행동, 그가 말했던 언어들은 블랙박스 속에 영구히 남아 있다. 어떤 영혼들은 자신이 죽은 줄도 모르고 자기가 살았던 집과 사랑했던 사람 주변을 어슬렁거리며 돌아다닌다. 그런 영혼들에게 산 자들이 진심으로 바치는 기도는 죽은 자의 영혼을 우주의 보이지 않는 세계로 평화롭게 인도한다. 그러나 산 자들은 죽은 자를 금방 잊어버리고 자신에게는 영원히 죽음이 찾아오지 않을 것처럼 행동한다.

죽음의 의식은 고귀하다.

산 자의 정성이 죽은 영혼을 위로한다. 영혼에게 평화와 축복의 기도를 바치면 그 영혼이 살아 있었던 동안의 잘못도 산 자의 축복으로 녹아내린다. 영혼들은 전생의 기록을 가지고 있고 그 기록의 주파수에 따라 그 가족들이 보내는 염원을 알아듣는다.

윤회의 법칙은 누구에게나 적용된다.

누구나 살아 있는 모든 것을 한순간 정리하는 날이 찾아온다. 그 뒤의 순간들도 쉼 없이 변하고 바뀌며 계속되는 것이다. 육신의 소멸로 삶이 완전히 끝나지 않는다. 그 사실을 아는 것은 조금도 어려운 것이 아니다. 그 사실을 안 순간부터 그 이후의 삶에 대한 준비를 해야 한다.

그것은 어려운 것이 아니며 특별한 비밀도 아니다. 타인에 대한 사랑의 마음을 준비하고 실천하는 소박한 준비가 있어야 한다. 한순간이라도 미워했던 이들에게 진심으로 사과하는 마음을 보내고 어려운 이웃과 조상들의 신령의 안위를 바라는 기도를 해야 한다. 그리하면 그 기도가 거듭되는 어느 순간, 다시 말해 타고 남은 재가 기름이 되어 다시 타오르듯 새로운 빛을 발견하게 될 것이다. 자신의 인연을 위해 기도하고 자신의 잘못을 뉘우치며 먼저 영계로 떠난 영혼들을 위한 축원은 현세에서의 자신의 마음을 안온하게 한다. 그런 순간이 이어지면 비로소 우주의 무한하고 끝없는 변화의 움직임을 느끼게 되고 하늘의 기운을 받아들일 수 있는 채널이 생겨난다.

그 채널을 통해서 삶은 영원한 것이며 사람은 죽지 않는 것이고 죽음은 다만 또 다른 넓은 바다로 떠나는 하나의 항구이며 수평선에 불과한 것을 알게 될 것이다. 그리고 그 항구는 또 다른 곳으로 떠나기 위해 잠시 기항하는 곳이며 수평선은 한순간 좁은 눈앞을 가리는 것일 뿐이다.

이승에서의 생과 내세의 생은 언제나 함께 진행된다.

그것은 보이는 세계와 보이지 않는 세계가 함께 있는 것과 같다. 그것이 도법의 세계이다. 도법의 세계에서는 수많은 성군과 신관들이 지상의 일을 내려다본다. 그들은 우주의 움직임을 알고 지상의 소식을 보고 들으며 천계의 목소리를 지상에 들려주며 인간들이 수행하는 능력과 정성을 살펴서 하늘에 그 이름을 기록하고 명패를 나누어 준다.

명패에 어떤 이름과 무슨 기록이 적혀 있는지 궁금해 한다면 지금부터 죽음 이후의 새로운 삶을 준비해야 한다. 지금 가장 시급한 일은 자신의 가장 가까운 인연이 있는 영혼을 위해 정성을 바치는 일이다. 또한 지금까지의 생애 동안 있어왔던 낙태당한 태령들을 위로하고 그들이 더 이상 지상에서 떠돌지 말고 빛의 세계로 떠나 내세의 밝은 세계 속에 있기를 간곡히 기도해야 한다.

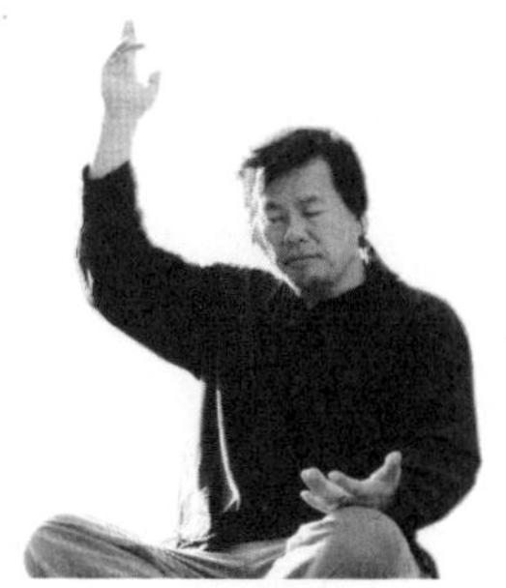

PART

09

빙의가 일으키는 문제들

영혼을 치료하는 방법

　사람이 죽으면 혼은 하늘로 올라가고 백은 한 줌의 흙으로 돌아간다. 그런데 사고사를 당하거나 자살, 피살 등 억울한 죽음을 당하거나 갑작스러운 죽음을 당한 영혼들은 혼이 승천하지 못하고 이승의 인연 있는 가족들 주변을 떠돌며 인간에게 달라붙어 질병을 일으키고 흉한 일을 일어나게 한다.

　빙의(憑依)란 어떤 강한 힘에 지배되어 자신의 생각과 행동대로 하지 못하고 비정상적인 행동을 하는 것이다. 헛것을 보거나 헛소리를 내기도 하며 갑자기 광폭한 행동을 하기도 하고 포악해지기도 한다. 이것은 육신을 잃은 혼백이 저승에 가지 못하고 이승에 떠돌다가 정신이 약한 사람이나 가족 등 연고가 있는 이에게 달라붙어 있기 때문이다. 이것은 정신병과는 아주 다르다. 빙의현상은 귀기가 붙거나 사기에 노출되어 망상에 시달린다.

　요즘 우울증을 오래 앓다가 자살하는 일이 흔하게 일어난다. 우울증 때문에 정신과 치료를 받지만 좀처럼 낫지 않는다. 우울증은 삶에 대한 무기력감과 권태 허무함 비관 등으로 발전되고 심신이 허약해지면 마침내 빙의가 되어 큰 고통을 받는다. 우울증은 심신을 쇠약하게 하기 때문에 면역기능이 떨어지고 외부의 사기와 구천에 떠도는 영혼들의 공격대상이 되어 쉽게 빙의가 되고 만다.

왜 빙의가 되는가?

빙의가 되는 까닭은 죽은 영혼들이 이 세상에 남아 있는 친지나 물질에 집착하기 때문이다. 빙의가 되면 인간은 스스로의 판단과 사고가 자유롭지 못하다. 빙의가 된 채로 죽으면 그 또한 저승세계로 가지 못하고 구천에 떠돌게 된다.

빙의가 되었을 때 일어나는 현상은 상처가 잘 아물지 않고 귀신을 보거나 자주 가위에 눌리거나 만성 피로에 시달리거나 이상 성격이 나타나는 경우가 많다. 자살을 시도하고 사업과 결혼에 실패하며 정신분열증을 일으키기도 한다. 마음이 안정되지 않고 가슴이 답답하고 헛소리를 한다.

빙의 초기에 나타나는 무기력과 권태감, 초조함, 불안, 우울, 강박증, 자해행동 등은 우울증인지 빙의인지 구별하기 어렵다. 초기에는 우울증으로 시작했지만 시간이 갈수록 증세가 깊어진다. 빙의가 되고 나면 치료하기가 아주 어렵다. 우울증은 약물 치료를 받으면 되지만 대체로 초기에 치료시기를 놓치기 때문에 증세가 깊어지는 경우가 많다. 증세가 깊어지면 약물 치료만으로 우울증이 치료되지는 않는다. 약물에만 의존하면 잠시 호전반응은 있지만 다시 재발할 가능성이 높다. 자기 자신이 심리적으로 육체적으로 건강하지 않는데 일시적으로 약물로 호전되었다고 해서 우울증이 완전히 사라지는 것은 아니다. 이처럼 호전과 재발이 반복되는 과정에서 심신이 쇠약해지고 마침내 빙의에 걸리는 것이다.

빙의는 단순히 권태감 무력감을 뛰어넘어 환청이나 환영에 시달리고 혼잣말을 하거나 거리에 나가 알아들을 수 없는 소리를 질러대기도 한다. 다른 사람들이 자신을 쳐다보면 악담을 퍼붓는다. 부끄러운 줄도 모르는 것이다. 자칫 빙의를 접신한 것으로 착각해 무당들이 신이 내린 것으로 착각해 몸 안으로 받아들이는 의식을 행하는 우를 저지른다. 이는 완전히 한 인생을 망치게 하는 일임을 명심해야 한다. 신이 내려도 맑고 깨끗하며 힘 있는 신을 받아야 부릴 수도 있고 중생들을 위해 예지 능력도 발휘할 수 있지만 잡귀들을 받아들이면 재앙이 생기고 병고에 오래 시달리게 된다.

인간이 사고하는 힘을 정신이라고 하고 몸이 없이 떠도는 영혼들을 귀신이라고 한다. 정신은 살아 있는 자에게만 생긴다. 정신세계는 무한해서 초능력을 발휘하기도 하지만 탁한 영에 사로잡히면 정신이 피폐해진다.

세계보건기구에서도 정신질환을 치료하는 방법으로 영적치료를 인정했다. 이는 약물로 치료할 수 없는 세계가 있다는 것을 인정한 셈이다. 환자의 몸속에 박힌 영혼들을 떼어내는 데는 특별한 영적 치료를 해야 한다는 것이다. 최근 빙의 환자들을 보면 자살한 영혼이나 젊은 나이에 사고로 죽은 영혼보다 낙태당한 태령들이 대부분 몸속에 자리 잡고 있음을 알 수 있다.

빙의가 되면 악몽에 시달리고 건망증이 나타나고 죽은 사람이 자주 보이며 심한 불면증에 시달리기도 하고 가위에 눌리며 매사에 자신감이 없거나 필요 없는 말을 많이 하기도 한다. 빈정거리는 듯한 웃음을 띠어 보는 이로 하여금 섬뜩한 기분이 들게 한다. 성격도 급격하게 바뀌어 거칠게 되고 폭식하거나 며칠을 굶기도 한다. 매사에 안절부절못하고 피부와 얼굴이 창백해진다. 낙태아들의 영혼들인 수자령(水子靈)들은 대부분 형제들의 몸속에 자리를 틀고 앉아 자폐증에 걸리게 하거나 말을 더듬게 하고 눈을 멀게 하기도 한다. 의학적인 검사에서는 아무런 흔적이 나타나지 않는다.

로마 바티칸 교황청에서 공식적으로 악령을 퇴치하는 구마(驅魔)사제를 양성하기로 결정한 것도 실제 현실 속에서 수많은 영혼들이 인간의 몸에 달라붙어 수많은 고통을 야기하고 있는 현실을 인정하고 이를 종교적인 의식과 힘으로 퇴치할 필요성을 절실하게 자각하고 있기 때문이다.

어떨 때 빙의가 잘 걸리는가.

정신적인 충격을 받았을 때, 일이 잘 풀리지 않고 답답할 때, 육체적인 고통을 받을 때, 급작스런 사고를 당하였을 때, 일확천금했을 때, 생활환경이 급속하게 바뀌었을 때, 싫어하는 사람과 살거나 일할 때, 지나치게 흥분하거나 실망할 때, 최면상태에 이르렀을 때, 장례식에 갔을 때, 지조가 없거나 불결한 사람과 성교할 때, 무리한 중노동에 시달릴 때, 동물을 죽일 때, 영적인 일을 흉내 낼 때, 귀신을 청할 때 등이다.

인간에게 달라붙는 영혼은 원한이 많거나 억울하고 갑작스러운 죽음을 맞이했기 때문에 그 사람은 죽음의 순간에 자신에게 무엇이 일어났는지 알지 못하고 자신이 이생과 전혀 다른 차원으로 옮겨왔다는 것을 알지 못한다. 그들은 여전히 현실 세계에 집착해 남아 있는 것이다.

빙의과정이 진행되면 몸 안에 영혼이 들고 나는 통로가 생기고 육신의 고통도 심해지며 수많은 질병을 일으킨다. 빙의가 되어 일어난 병은 기 능력자만이 다스릴 수 있다. 기이한 것은 육신이 완전히 망가져 쓸모없게 되면 영혼들은 그 몸을 떠나 다른 싱싱한 몸주를 찾는다. 영혼들은 냉하기 때문에 체온이 있는 인간들의 몸에 숨어든다. 살아 있는 한 사람의 육신에 수많은 영혼들이 들어갈 수 있다. 성서에도 보면 예수가 어떤 남자에게 들러붙어 있는 수많은 악령들을 쫓아내어 돼지 무리 속에 옮아 붙게 했다는 내용이 나온다.

예수가 행한 수많은 기적이 악령을 쫓은 일이었다. 성경에 보면 '예수께서 열두 제자를 불러 악령들을 제어하는 권능을 주시어 그것들을 쫓아내고 병자와 허약한 사람들을 모두 고쳐 주셨다'거나 '갈릴리 지방을 두루 찾아 여러 회당에서 전도하시며 마귀를 쫓아내셨다'고 나와 있다. 악령에 걸린 어린 아들을 치유하는 장면도 있다.

그들 가운데 한 사람이 나서서 말했다. 선생님, 악령이 들려 말을 못하는 제 아들을 선생님께 보이려고 데려왔습니다.……예수께서 그 아버지에게 '아이가 이렇게 된 지 얼마나 되었느냐?'고 물으시자 그는 이렇게 대답했다. '어렸을 때부터입니다.'……예수께서 더러운 악령을 꾸짖으시며 '말 못하고 듣지 못하는 악령아, 들어라, 그 아이에게서 썩 나와 다시는 들어가지 말라'고 호령하셨다. 그러자 악령이 소리를 지르며 그 아이에게 심한 발작을 일으켜 놓고 나가 버렸다. 그 바람에 아이가 죽은 것 같이 되자 사람들은 모두 '이 아이가 죽었구나!'하고 웅성거렸다. 그러나 예수께서 아이의 손을 잡아 일으키시자 그 아이는 벌떡 일어났다. (마가복음 9장 17절-27절)

성서에서 보이는 바와 같이 악령, 즉 인간에게 달라붙는 빙의현상의 역사는 아주 오래된 것이다.

누구나 생전의 신념과 행동 습관 욕망 가치관 종교적 믿음 등을 그대로 사후세계로 가지고 간다. 죽음을 통해서 달라지지 않는다. 인간 세상에 해온 생각과 행동이 그대로 영계에서도 적용되는 것이다. 그래서 생전의 인연을 풀고 원한을 해소하면 영혼은 정화되어 눈부신 빛의 세계로 간다. 영혼이 구제되면 백색의 빛이 그를 감싸고 영혼의 세계로 가게 된다.

우주의 근원은 흰색이다. 흰 세계 속에서 영혼들은 환생의 날까지 기다리는 것이다. 영혼은 육체가 죽은 뒤에 보이지 않는 세계로 간다. 그리하여 새로운 육체를 받아 다시 태어난다. 그러나 이생에 수없이 떠돌며 인간의 몸에 달라붙어 괴롭히고 있는 영혼들이 많아지고 있다. 기독교에서도 윤회설과 의미가 비슷한 환생설이 있다.

두 가지는 세상에 다시 태어난다는 점에서는 같지만 그 주체가 누구냐가 다르다. 윤회설은 우주의 법칙에 의해 다시 태어나는 것이고 환생설은 절대자인 신의 뜻에 의해 환생하는 것이다.

우리의 삶은 시간과 관련되어 있고 그 시간이 다하면 죽는다. 우리의 몸은 시간과 공간 속에 놓여 있지만 우리의 마음과 영혼은 육체가 사라져도 더 이상 존재하기를 그치는 것이 아니라 시간과 공간과 상관없이 어딘가에 존재하는 것이다. 그것은 하나의 에너지이다. 이 에너지는 그것을 담고 있는 육신이 없어졌다고 해서 소멸되는 것이 아니다. 이 세상에 소멸은 없고 다만 다른 것으로 변화하는 것만이 있을 뿐이다.

미국에서는 억울하게 살해당한 이가 수사관의 녹음기에 범인의 이름을 녹음시킴으로써 미궁에 빠진 살인사건의 범인을 잡은 사례가 있다. 다시 말하면 이제 영혼의 문제는 더 이상 영혼의 문제가 아니라 동시에 산 자의 문제가 된 것이다.

사람들은 살아 있는 동안 재산, 명예, 권력, 직업, 지위 같은 것들에 사로잡혀 살아가다가 상처를 받고 병을 얻으며 타인에게 지울 수 없는 고통을 주기도 한다. 이런 상처들을 받은 사람은 오래 고통스러워하고 육신을 병들게 한다. 그런 상태에서 죽음을 맞이하면 그 영혼은 죽어 저승세계로 가지 못하고 여전히 지상세계에 남아 떠돌게 된다.

영혼을 이승에 떠돌게 하는 결정적인 원인은 집착과 애착, 원한이다. 애착과 집착이 많은 이들은 저승세계에 들어가지 못하고 구천에 떠돌게 된다. 원망이 맺히고 어딘가에 집착하고 사로잡힌 영혼은 인간의 몸에 기생하기 위해 수단과 방법을 가리지 않는다. 그러나 영혼은 몸이 없기 때문에 그 애착하고 집착하는 대상 속에 파고 들어가 자리를 잡고 제멋대로 육신을 움직이고 싶어 한다. 영혼들은 자신이 집착하는 줄도 모르고 인간의 몸에 달라붙어서 쉼 없이 괴롭히는 줄도 모른다. 그래서 이런 영혼을 떼어내기 위해서는 초능력자, 신앙심과 수행력이 깊은 종교인들의 도움이 꼭 필요하다. 생사에 관계없이 애착과 집착, 원한은 스스로를 파괴하는 일이며 그런 영혼이 깃든 육신은 결국 망가지고 만다.

빙의에 걸리지 않는 유일한 길은 정신을 강하게 하는 것이며 육신을 단련하는 것이다. 평소 몸과 마음을 다스리는 일을 게을리 하지 않고 깊은 신심을 가진다면 빙의에 걸리지 않는다.

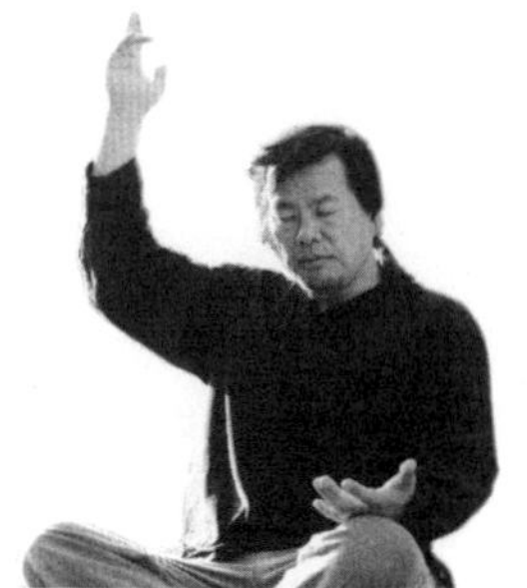

PART

10

가장 심각한 질병

현대의학에서 인정하고 싶지 않은 빙의

빙의는 몸에 귀신이 자리를 잡고 있다는 것을 의미한다. 이와 같은 빙의를 경험한 사람들은 특정한 때에 평소와 다르게 전혀 다른 사람처럼 말과 행동을 한다. 영화 '오멘'이나 '엑소시스트'에서 보는 무시무시한 장면이 단순히 허구가 아니라 이제 우리의 눈앞에 심각한 현실로 등장한 것이다.

빙의야 말로 가장 심각하고 무서운, 병 아닌 병이다. 세월이 흐를수록 정신이 희황해지고 자신의 정신과 기억을 잃어버린다.

정신의학적 측면에서는 빙의현상을 개인이 가지고 있는 또 다른 자아인 다중적인 증상으로 진단한다. 많은 사람들이 앓고 있는 정신질환 가운데 뇌가 손상되지 않고 정신 이상을 보이는 사람들은 빙의가 되었다고 판단해도 무리가 아니다. 물론 천도재를 지내면 일시적인 효과는 있으나 빙의된 몸의 상태가 개선이 되지 않으면 별 소용이 없다. 빙의된 영혼을 달래거나 위협해서 내쫓았다 해도 다시 뒤따라 들어오는 경우가 아주 많다.

여러 종류의 빙의가 있지만 조상령이 붙어 있는 경우는 좀처럼 사람의 몸에서 떨어지지 않는다. 이런 경우는 만성두통, 위장병 등의 증상도 함께 온다. 더구나 한 영혼이 빙의되면 연속적으로 집단적으로 영혼이 휘감겨 여러 영혼들이 한 사람의 몸에 들어올 수 있다. 이때는 본인은 물론 가족에게도 상당히 심각한 문제를 초래한다.

전문 퇴마사들도 그 실체를 다 찾지 못하는 경우가 있다.

거머리처럼 몸속에 여기저기 달라붙어있기 때문에 어르고 달래기도 하고 심지어는 협박을 하지만 우두머리를 찾기가 힘들어 애를 먹는다. 이들은 절대 한 번에 나가지 않으려 안다. 나간다고 약속은 하지만 가는 체 흉내만 낼 뿐이다. 이런 빙의들에게는 강한 공격을 해야 한다.

기독교인들이 악령에 든 경우에는 성경을 읽고 특별한 구마 능력이 있는 목사나 사제의 기도가 필요하지만 단번에 제압하지 않으면 그들은 좀처럼 나가지 않는다. 영혼들은 환자의 몸에 붙어 다른 영혼의 흉내를 내며 자신의 실체를 위장하기도 한다. 잘못하면 귀신에게 홀릴 수도 있다. 영혼들은 거짓말도 잘한다.

증조부 고조모의 흉내를 내거나 작고한 부모의 흉내를 내면서 "네가 뭔데 나를 쫓아내려고 하느냐" 하고 덤빈다. 그때 기공으로 단번에 제압시켜 출신 성분을 밝혀내고 몸속에 다른 영혼들이 있는지 철저히 추적해서 찾아내어야 한다. 첫날 빙의를 제압을 시켜야 그들을 환자의 몸에서 떼어내는 작업이 쉽다. 자신의 신분이 들키면 반쯤은 포기를 하고 대답하는 말투에 힘이 빠진다.

빙의를 쫓는데 가장 중요한 것은 빙의의 존재를 밝혀 환자의 몸에서 떼어 내 천도하는 능력자의 기공이 얼마나 강한가에 달려 있다. 천도제 마지막 날 구병시식(救病施食)을 하는 단계에서 잘 떠나지 않으려고 하는 영혼들이 많다. 그런 경우 능력자들과 힘겨루기를 하는데 사실 빙의된 영혼은 좀처럼 가지 않는다. 영혼이 환자의 몸에 떠나갔다면 그때부터 사후 관리가 가장 중요하다. 그들의 접근을 막아야 한다. 그러기 위해서는 쇠약한 환자의 몸과 정신을 강화시켜야 한다.

예기치 않은 뜻밖의 현상이나 형체(공동묘지나 상엿집, 시체 등)를 목격하였을 때, 음기(陰氣)나 귀기(鬼氣)가 엄습하여 머리가 쭈뼛해지며 사지에 힘이 쭉 빠지고 온몸이 오그라들어 다리가 후들거리고 귀에서는 이상한 소리가 들리며 헛것을 보고 헛소리를 내는 경우가 있다, 이럴 때 빙의되지 않았는지 특히 주의해야 하고 흉가나 공동묘지에는 밤에 접근하지 않는 게 좋다. 최근 흉가체험 동호회 같은 사이트가 있는데 이러한 모임은 빙의가 될 수 있는 가능성이 많기 때문에 그런 곳에는 절대 가지 말아야 한다. 육신을 잃은 영혼이 무주고혼이 되어 갈 곳을 찾지 못하고 인연처(因緣處)를 찾아 떠돌다가 적당한 흉가나 폐가 등에 머무는 경우가 많기 때문이다.

빙의가 되면 올바른 사고력과 판단력을 상실하고 성품과 행동이 갑자기 포악무도해지거나 귀신에 홀린 상태가 되어 평소와는 전혀 다른 사람으로 돌변하게 된다. 영혼이 사람의 몸에 오래 기생하면 황포한 성격으로 변하고 심지어 폐인이 되기도 한다.

초상집에서 빙의되는 경우도 있다. 미신처럼 들릴지 모르나 실제 초상집에 갔다 오고 나서 체한 것처럼 속이 답답하고 머리가 아픈 사람들이 있다. 원인도 모르게 온몸에 힘이 없고 나른하며 시름시름 아픈 사람들을 가끔 보는데 이런 경우를 주당 들렸다고 한다.

빙의는 현대의학에서는 결코 인정하고 싶지 않은 질병이다. 민간요법으로는 주당을 물리친다며 바가지에 밥을 비벼서 부엌칼을 던지는 것을 유년시절에 흔히 본 사람도 많을 것이다. 주당은 구천을 떠도는 귀신이 사람 몸에 접신하여 일어나는데 급주당, 늦주당, 속주당 등으로 나누기도 한다.

사람이 정상적으로 죽음을 맞이했을 때와 그렇지 않을 때는 많은 차이가 있다. 정상적으로 수명을 다하여 죽음을 맞이했을 때는 영의 세계로 가지만 억울한 죽음이거나 자살, 교통사고 등으로 죽었을 때는 영의 세계에 들지 못하고 중음신(中陰身)으로 구천을 떠돌게 된다. 이 영이 산 사람에게 붙어 기생하게 되면 그 사람은 많은 정기를 흡수당하고, 혈도가 막히기도 하며 얼굴이 창백해진다. 흔히 물에 빠진 곳에서 자주 익사사고가 일어나고 교통사고가 잘 나는 곳에서 거듭 사고가 일어나는 것은 그 지점에 혼령이 붙어 사고를 일으킨다고 하는 것이다. 무속에서는 주로 음식을 차려놓고 귀신을 달래는 방법을 쓴다.

최근에는 마약, 본드 흡입 등으로 환각·환청 상태에 빠지는 일, 장시간 전자게임을 하면서 비롯되는 정신장애 등 약물과 전자파에 의한 빙의현상은 무시할 수 없는 현실이다. 다시 말해 정신력이 점점 취약해지면 어느 순간 떠도는 영혼이 몸속에 침범해 본래의 정신력을 갉아먹어 마비시켜 버린다.

빙의를 막기 위해서는 성실하게 생활하면서 신앙생활을 하는 게 바람직하다. 신앙심이 깊으면 정신력이 강하기 때문에 어떤 빙의도 함부로 몸에 침입할 수가 없는 것이다.

아침 운동을 열심히 한다. 건강한 신체에 건강한 정신이 깃드는 이치와 같다. 집 안을 깨끗하게 하고 빛을 많이 쬐는 것도 좋다. 폐가처럼 집 안이 어수선하고 빈방이 많이 있는 곳은 좋지 않다. 옛말에 빈방에 귀신이 산다는 말이 있다. 영혼들은 밝은 곳을 싫어한다. 밝고 긍정적인 생각을 하고 자기 정신력을 강화시키는 훈련을 하는 것이 가장 좋다.

빙의는 광범위하여 잠시 방심하는 순간 남녀노소 누구를 막론하고 걸릴 수 있기 때문에 이를 무시하거나 소홀히 해서는 절대로 안 된다. 어떠한 경우라도 빙의에 걸리지 않을 수 있는 최선의 비방이 있다면 그것은 단

하나 '정신을 강하게 하는 것'뿐이다. 평소 심신을 다스리는 데 게을리 하지 말고 강한 정신의 소유자가 된다면 결코 '빙의'는 없다.

또 하나 꼭 알아야 할 것이 있다. 인연의 끈은 쉽게 끊어지지 않고 다음 생으로 연결되기 때문에 악한 인연은 피하거나 빨리 마무리하고 선한 인연은 소중하게 간직해야 한다. 마음을 선량하게 하고 행동을 말끔하게 하면 빙의에 걸리지 않는다.

빙의를 지나치게 두려워할 필요는 없다.

살아가면서 시간이 가면 파도에 휩쓸리는 모래성처럼 애욕과 집착도 허물어지는 것임을 알고 지나치게 시절인연에 매달리지 않으면 된다. 마음의 원망과 지나친 기대에도 매달리지 말라. 인생도 극히 나빠지면 좋은 시절로 돌아서고 좋은 시절이 극성하면 비로소 쇠퇴의 길을 걷게 되는 이치를 자연스럽게 받아들이면 애욕도 집착도 사라진다.

현실에서 일어나는 모든 일과 현상들, 자신의 행동과 생각을 살펴서 자신의 잘못을 스스로 밝혀서 그 시종, 처음과 끝을 알 수 있도록 수행하고 그리하여 자연의 이법에 순응하는 청정한 몸을 유지해야 한다. 이런 생활 속에는 어떤 빙의도 치고 들어올 수 없는 것이다.

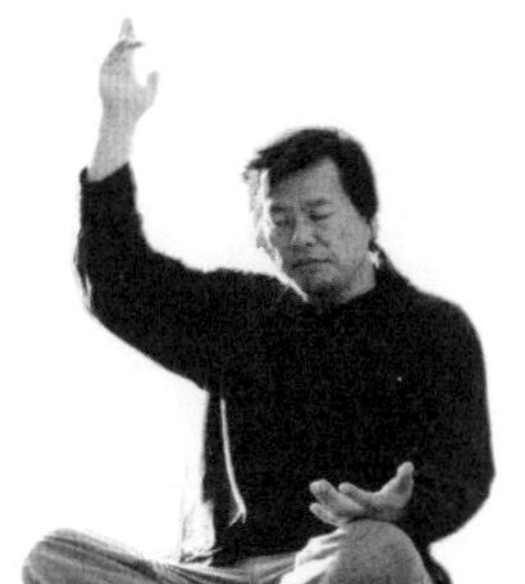

PART

11

빙의의 천도

천도(薦度), 기치료사의 능력이 결정한다

빙의는 환자 본인의 정신력을 약화시키고 서서히 몸마저 병들게 만든다. 빙의 때문에 고통 받는 이들이 너무 많다. 특히 스스로 나약한 마음을 가지거나 불규칙적인 생활로 건강이 약화되고 전생에서부터 연관된 인연에서 비롯되기도 한다.

빙의가 처음 되었을 때는 별다른 변화가 없다. 영혼이 자신의 몸과 정신을 점점 장악하면서부터는 꿈도 많이 꾸고 평소와 다른 행동을 한다. 몸이 아프고 병원에 가도 특별한 병명이 나오지 않는다. 이게 좀 더 심해지면 정신과 치료가 필요할 정도가 되지만 이런 치료는 일시적으로 병을 완화시킬 뿐이고 속에서 병은 점점 깊어져 간다. 빙의된 시간이 오래되었으면 제령을 해도 상당기간 기치료를 받아 쇠약해진 육신과 정신을 강하게 만들어야 한다. 이런 영적인 환자들은 21세기 들어 급속도로 늘어나고 있으나 올바른 정보가 없고 능력 있는 치료사들이 없어 고통 받는 이들이 많다. 엉뚱한 곳에서 돈과 시간을 낭비하고 사기를 당하기도 한다.

인간의 몸은 아주 작은 우주이다. 다시 말해서 우주의 진리가 인간 속에 들어있다는 말이다. 인간 몸속은 꽉 차 있는 것 같지만 세포마다 텅 빈 공간이 더 많아서 무수한 영들이 들어올 수 있다. 빙의가 되면 자기 의지보다는 빙의의 횡포에 따라 몸을 맡기게 되고 이성적인 행동보다 우발적인 행동을 더 많이 한다. 빙의된 영혼들을 내보냈다고 해서 재발하지 않는 것은 아니다.

　정상적인 생활을 하기 위해서는 본래의 영이 강한 힘을 가져서 다른 영혼들의 침범을 받지 않도록 강화시켜야 한다. 무당들이나 퇴마사들의 영혼 천도는 믿을 만한 것이 아니다. 몸속에 자리 잡고 있는 영혼들보다 훨씬 더 강력한 기운이 있어야만 가능하다. 쉽게 그들은 몸을 떠나가지 않는다. 몸에 달라붙은 영혼을 내쫓기 위해서는 강력한 힘이 필요한 것이다. 일시적으로 영혼을 쫓아내었다고 해도 다시 찾아오는 경우가 더 많다. 영혼들은 눈에 보이지 않지만 인간들과 비슷한 행동양식을 취하고 비슷한 사고를 한다. 위협을 하거나 강력한 기운을 모아 영혼들을 향해 보내면 그들은 겁을 집어먹고 몸 밖으로 달아난다.

　대부분의 영혼들은 거짓말을 하고 좀처럼 떠나려 하지 않는다. 그렇기 때문에 환자 자신이 몸에 달라붙은 영혼과 싸워 이겨내겠다는 의지가 있어야 한다. 영혼들을 쫓아내었다 해도 또 다른 영이 달라붙을 수 있기 때문에 강한 정신력과 체력을 갖추어야 한다. 강한 정신력은 자물쇠와 같아서 외부의 다른 잡신들이 침범할 수 없게 만드는 방패와 같다.

　빙의에도 여러 가지 종류가 있지만 그 가운데 한을 풀기 위해 몸에 들어온 영혼은 그 맺힌 한을 말로써 풀게 하는 것이 바람직하다. 영혼들도 생전의 인연에 따라 산 자의 몸에 달라붙지만 그 인연을 소멸하면 영혼도 멸하는 것이다.

　쫓아낸 영혼들은 원래 저승세계로 갈 수 있도록 천도해야 한다. 이승에 대한 집착과 애정, 원한이 너무 많으면 그런 영혼들은 좀처럼 떠나지 않는다. 저승으로 가지 못하고 이승을 떠도는 것처럼 고통스러운 것은 없다. 영혼들은 죽은 당시의 모습 그대로 이승에서 떠돈다. 즉 살아 있는 인간들처럼 나이를 먹지 않는 것이다.

빙의는 초기에 퇴치하는 것이 가장 쉽지만 증상이 뚜렷이 나타나지 않기 때문에 빙의현상을 쉽게 알 수가 없다. 빙의가 지속될수록 점점 자기 정신은 없어지며 나중에는 완전히 자기 몸속에 들어온 영혼이 이끄는 대로 행동하게 되며 극도의 감정적 혼란 상태를 보이게 된다. 빙의된 사람들은 몸에서 썩는 냄새가 나는 경우가 많고 눈이 충혈 되고 사람만나기를 싫어하며 안절부절못하기도 한다.

빙의들은 천도해주어야 한다. 이승은 그들이 머물 곳이 아니다. 그들에게 가야 할 곳을 일러주어 그곳으로 갈 수 있도록 해주어야 한다.

빙의 천도를 하는 방법은 두 가지가 있다. 하나는 기치료사가 빙의의 이름과 출신 등을 밝혀내는 경우이고 다른 하나는 스스로 몸 안에 들어 있는 영혼이 누구인지 자기 입으로 말해서 몸 밖으로 끄집어내고 천도하는 경우인데 스스로 하는 경우는 육체적 정신적 고통은 크지만 효과가 훨씬 크다. 기치료사가 빙의된 영혼의 출신을 밝히는 경우 환자는 고통이 적지만 그 기간이 훨씬 오래 걸린다.

빙의를 천도하기 위해서는 무엇보다 기치료사의 능력이 가장 중요하다. 빙의는 도둑처럼 남의 집에 들어가서 주인행세를 하는 것과 같아서 타일러서는 좀처럼 나오려 하지 않는다. 그렇기 때문에 강력한 기공으로 그들을 제압하고 강제로 끄집어내는 능력이 있어야 하며, 빙의된 환자들의 내공을 강하게 해주고 영혼들을 저승에 보낼 수 있어야 한다. 그렇지 않으면 이들 영혼들은 다시 이승을 노숙자처럼 떠돌다가 정신력이 약하고 몸이 병든 이들에게 침투해 온갖 행패를 부리기 때문이다.

영혼들을 천도하는 종교적 의식들은 여러 가지가 있다. 불교식으로는 구병시식(救病施食)이나 염불 등이 있다. 구병시식은 공양물을 차려 귀신들의 허기와 고통을 달래주고 불법으로 영혼들을 천도하는 것이다. 구병시식을 주관하는 이는 수행공덕이 높은 스님이 해야 한다. 높은 법력이 있어야 제대로 천도할 수 있는 것이다. 조상에게 제사를 지내듯이 좋은 음식과 온갖 과일로 구병시식을 베풀어도 법력이 낮으면 구병시식을 통해서 영혼들의 천도가 확실히 된다고 장담하기는 어렵다.

천주교에서도 구마의식이 있다. 구마의식은 마귀에 지배당한 인간을 구하는 의식이다. 천주교의 구마의식은 가톨릭교회의 권위에 의해 인정받은 의식으로 집행된다. 인간의 몸에 깃든 악마를 쫓아내고 악마의 지배에서 인간의 정신을 구하기 위해 로마 교황청은 구마사제들을 특별히 양성하고 있다. 구마사제와 신도들이 빙의된 자 옆에서 기도를 하고 성수를 뿌리며 환자의 이마에 성유를 바르며 성령의 이름으로 마귀를 쫓아내고 있다.

천도재(薦度齋)는 영혼이 저승의 좋은 곳으로 잘 건너가도록 인도해주는 의식이다. 이생에서 선한 일을 하고 공덕을 많이 쌓은 이들은 극락정토에 가지만 악업을 짓거나 사고를 당한 영은 인연의 끈에 얽매어 구천에서 떠돌게 된다. 이런 영혼들에게 재물을 차려 지극한 마음으로 기도를 하면 그들은 빛의 세계로 돌아가 새로운 환생을 하게 된다. 천도재는 죽은 영혼들을 위한 것이기도 하지만 살아 있는 가족들과 인연 있는 이들을 위한 것들이기도 하다

천도는 무엇보다 능력자의 힘을 통해 영혼을 저승길로 인도하는 것이다. 천도를 하면 영혼들은 저승의 법에 따라 살아온 날들에 대한 그 대가를 치르고 다시 인간이나 축생의 몸을 얻어 윤회하게 된다.

진정한 기 능력자는 영혼이 살아생전의 집착과 미망, 원망과 한스러움

을 벗어나게 해야 한다. 인연 따라 모인 것은 인연 따라 흩어지니 이승에 미련도 집착도 가질 리가 없건만 빙의된 영혼은 집착에서 벗어나지 않는다. 빙의된 영혼들의 원망을 풀어주고 그들에게 빛을 따라 하늘로 승천하는 길을 열어주면 비로소 그들은 떠난다.

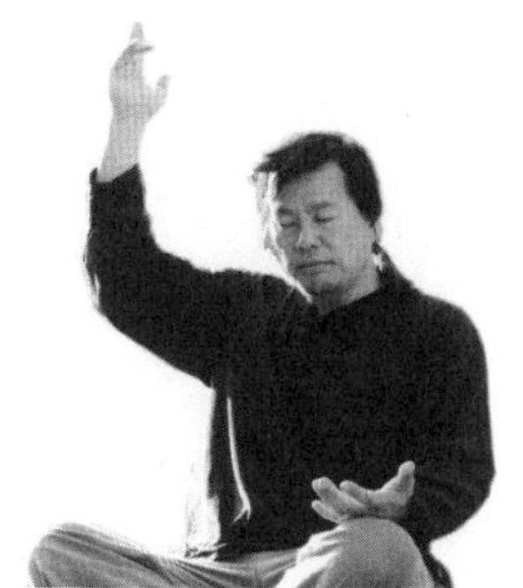

PART

12

빙의(憑依)

보이지 않는 적

요즘 많은 매스컴에서 빙의에 대해서 방영하는 것은 그만큼 빙의에 시 달리는 사람들이 많다는 것이기도 하고 이제 눈에 보이지 않는 영혼들의 세계에 대해 사회적인 관심을 가지고 있다는 것이기도 하다.

그러나 프로그램에서 보듯이 빙의는 한두 번의 치료로 완치되는 것이 절대 아니다. 오래 빙의로 시달려 왔는데 단번에 어떤 초능력자가 빙의된 몸에서 영혼을 내쫓았다고 해서 그 사람이 결코 수많은 증상으로부터 해 방되는 것은 아니다.

기치료로 빙의를 떼어내고 그들을 천도하는 수많은 경험에서 비추어 보면 빙의는 한 번에 치료할 수가 없고 경우에 따라서는 상당히 시간이 걸린다는 것을 알 수 있다. 그와 함께 빙의 때문에 쇠약해진 몸과 정신의 상태를 강하게 하는 과정이 꼭 필요하다. 구병시식이나 영혼 천혼, 퇴마사, 무속인, 최면사들이 빙의된 몸에 있는 영혼들을 다 제거한다 해도 영혼이 몸주로 삼았던 몸속 신맥(申脈)에 자리 잡고 있는 영혼들의 집을 해체하 고 환자가 더 이상 영혼들의 공격에 시달리지 않도록 해 주어야 하기 때문 이다.

기치료를 통해 인체의 365개의 경혈과 12경락, 허와 실을 조율해 주고 그들이 집을 지어놓은 신맥의 길을 모두 파괴시켜야만 완전히 자유롭게 정상적인 삶을 살 수 있다. 그래서 영혼을 천도한 뒤에 반드시 몸의 상태를 어느 정도 점검 받고 자신의 정신력을 높이는 치료가 있어야 한다. 몸의 상태를 하나씩 점검해 오장육부와 경락, 그리고 마음의 통로인 신맥의 상태를 강하게 해 두어야 두 번 다시 영혼들의 침입을 받지 않는다. 최근 들어서는 과거와 달리 영혼들이 집단적으로 사람의 몸에 침입하는 경우가 많아서 그들 영을 전부 제령해서 천도해야 하기 때문에 상당히 능력 있는 기치료사가 필요하다.

영혼은 육신이 없으므로 행동이 자유롭고 영적 능력이 인간보다 뛰어나기 때문에 인간이 알 수 없고 볼 수 없는 것들을 알고 보기도 한다. 영혼들도 비슷한 것들 끼리 모여서 산다. 더구나 인간들보다 더 심한 약육강식의 법칙에 놓여 있다. 힘이 센 새로운 영혼 앞에 힘이 약한 영혼이 복종하는 것이다. 신체에서 영혼이 들어오기 가장 쉬운 부위는 주로 눈과 머리, 손바닥, 어깨, 발바닥을 타고 들어오기 쉽다. 초능력자의 힘이 강하면 영혼들은 굴복하고 몸주로 삼았던 사람의 몸을 떠나게 되어 있다.

몸과 정신은 둘이 아니다. 생각을 행동으로 옮기게 하는 실체가 바로 육신이기 때문에 이 육신이 병들면 마음도 길을 잃고 행동은 어지럽게 된다. 영혼의 세계에서는 육신이라는 것이 없기 때문에 귀신들은 생전의 생각에 벗어날 수가 없고 습관에 따른 행동을 수정하지도 못한다. 귀신은 스스로 자신의 잘못을 깨달을 수 없고 고칠 수도 없는 것이다. 그래서 초월적인 기공이나 탁월한 수행자의 가르침에 의해서만 빛의 세계로 돌아갈 수 있다.

이러한 과정을 하지 않고 천도만 하고 다 치료되었다고 착각해서 다시 발병해서 찾아오는 사람들이 적지 않다. 참으로 안타까운 일이다. 한순간 나은 듯해도 불과 1주일이나 한 달도 지나지 않아 다른 영혼의 침입을 받아 다시 고통에 시달리는 경우가 적지 않다. 다른 곳에서 영혼을 천도한 후 백불원에 와서 다시 처음부터 시작하는 경우가 있다.

빙의가 되었을 경우 거듭 강조하지만 빙의된 영혼이 누구이며 환자의 어떤 관계인지 이름은 무엇이며 이유가 무엇인지 그 출신 성분을 정확하게 알아내어야 올바른 천도가 이루어진다. 그것들을 쉽게 봐서는 안 된다.

집단 영혼의 경우는 그들을 하나하나 불러내어 출신과 이유를 밝히고 그 업장에 따라 천도를 하고 다시는 환자의 몸에 달라붙지 못하도록 해야 한다. 보이는 적은 무섭지 않다. 보이지 않는 적이 무서운 것이다. 영혼들은 눈에 보이지 않고 의학적인 검사에서도 나타나지 않아 이 병원, 저 병원 전전하게 하고 경제적으로 파탄을 내게 하고 가정까지 와해시키고 마침내 정신병원에 갇히게 하는 경우도 적지 않다.

서울역의 노숙자 같은 영혼들은 환자와의 인연이 없기 때문에 쉽게 몸 밖으로 나와 천도되지만 환자와 인연이 깊은 원혼들은 힘이 강하고 미움과 증오가 깊어서 그 뿌리를 빼는 데는 상당한 공력이 필요하다. 이런 영혼들은 떼어 내기 위해서는 염불과 주술, 기도로써는 한계가 있다. 이미 환자의 몸 상태가 스스로 자신의 정신을 제어할 수 없는 정도로 피폐한 경우가 많아서 더 어렵다. 그런 경우에는 그 영혼들을 제압할 수 있는 도력이 강한 능력자만이 그 영혼들을 대적할 수 있으며 물리칠 수 있는 것이다. 그래야 완치할 수 있다.

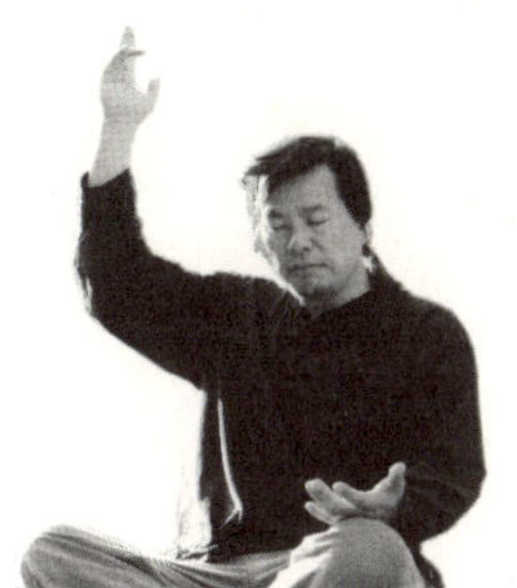

인체에 우주 에너지를 넣는다

기가 어떻게 병을 치료하는가.

몸 안에 기가 흐르는 길을 경락(經絡)이라고 한다. 원래 '경'(經)이란 바다로 흐르는 강이라는 뜻이고 '락'(絡)은 그것을 연결하는 운하라는 의미이다. 병이란 몸의 어떤 부분에서 기가 부족하거나 지나칠 때 생긴다. 그래서 경락을 조절하면 병도 나아지는 것이다. 의식적으로 자신의 경락으로 기를 흘려보내면 막힌 경락이 제 기능을 하게 된다.

중국의 전설적 명의인 화타는 젊음을 유지하는 비결에 대해 호랑이와 곰, 사슴, 원숭이, 새의 동작을 흉내 낸 오금희 동작을 해서 언제나 건강을 유지할 수 있었다고 한다. 곰이 나무에 매달리거나 솔개가 머리를 흔드는 것처럼 하거나 허리를 꼬듯이 모든 관절을 움직이면 쉽게 늙지 않는다. 이는 기의 흐름을 원활하게 하며 관절 안에 머무는 사기를 내쪼는 방법이다.

기(氣)는 제3의 파장, 즉 보이지 않는 에너지의 힘이다. 기를 이용해 질병을 다스린다는 것은 부드러운 내·외공을 이용해 생체에너지를 환자의 몸에 넣어준다는 의미다. 인체에 전혀 손을 대지 않고 질병을 다스리는 치유기공술에는 거사법, 포기법, 오행운기법, 경혈요법, 수지거사법 등 여러 종류가 있다. 주로 기를 환부에 직접 투여하는 포기법과 막힌 경락을 뚫는 경혈요법이 많이 사용된다. 수천 년 전부터 도인들이 사용해 온 포기법은 손바닥을 통해 기를 환자의 환부에 전달해 몸의 사기(邪氣)를 내보내는 기법이다. 두통, 관절염, 신경 통 등 통증과 염증에 많이 사용된다.

경혈요법은 인체의 경락과 경혈(경락을 흐르는 한 점, 우주와 교류하며 경락의 기능을 조절하는 자리)을 손끝에 기를 모아 가볍게 짚어가는 방법으로 신경계통, 위장계통 질환에 주로 시술된다. 경혈요법은 다른 요법에 비해 반응시간이 짧아 시술 후 2~5분이면 환자가 직접 몸의 변화를 느낄 수 있다. 근육경화, 와사증, 손목무력증 등에도 이용된다.

기를 이용해 질병을 다스리는 원리는 인체에 우주 에너지를 불어넣어 12경락의 막힌 부분의 흐름을 원활하게 하고 환자의 면역기능을 회복시키는 것이다. 인체의 각 기능은 다른 기능과 복합적으로 연관돼 있다. 따라서 기를 이용해 이상이 있는 부분과 관련된 여러 부분에 생체에너지를 넣어준다.

중풍의 경우 기공술에서는 음양의 부조화로 생긴다고 본다. 음의 혈관이 막히면 양쪽에 마비가 오며 양쪽 혈관이 막히면 음 쪽에 마비가 나타난다. 포기법과 거사법으로 막혀있는 혈관을 뚫어주고 나쁜 기를 물리친다. 디스크의 경우 대다수는 척추를 지지하는 근육이 약해져서 발병하며 경추, 요추, 흉추의 탈골과 물렁뼈의 손상에서 온다. 손상된 근육을 강화시키고 경추 7개, 흉추 12개, 요추 5개를 제자리에 맞추어 주고 포기법을 사용한다. 팔다리 냉증은 경락의 생체에너지 순환이 원활하지 못해 발생하는 것으로 심포(심장의 기능을 보조하는 막으로써 12개 경락 중 9번째 생체 순환로)와 관절을 다스려 준다.

신경계통, 즉 중풍과 간질, 정신분열, 파킨슨씨병 등에 기치료가 탁월한 효과를 보인다. 기가 투하되면 뇌 속의 호르몬이 분비되고, 이 호르몬이 인체를 본래의 건강한 상태로 되돌려 놓는다.

모든 병은 마음의 병과 연관이 있다. 기치료의 효과는 스스로 고치고 싶다는 희망조차 잊는 무념무아의 상태일 때 가장 효과적이다. 세상 일체의 명리를 떠나 마음을 무아의 경지에 두면 참다운 기의 근원에 이르니 어찌 병이 침범할 것인가. 정기신(精氣神)이라는 말이 있다. 정은 몸 안에서 물질적인 힘을 가지고 움직이고 있는 기이고 마음속에서 움직이고 있는 기가 신이며 그 가운데 있는 기를 기라고 한다.

기치료는 자기 몸과 대화하는 것이다 우리가 서로 대화를 하면 오해한 것, 이해되지 않는 것, 서로 의사가 소통되지 않는 부분에 대해 이해할 수 있는 것처럼 기는 몸에서 왜곡된 경락의 흐름을 바로 잡아준다. 백불 치료기공은 환자 내부에 있는 병원과 약국의 기능을 되살려 스스로 치료할 수 있는 상태로 만들어 주는 것이다.

이와 함께 여섯 가지 치유 소리를 무성음으로 내면 이 소리는 폐, 신장, 간, 심장, 비장, 삼초에 반응해 기운이 좋아진다. 이것은 일종의 소리 기공이라 할 수 있다. 여섯 가지 치유 소리는 장기에 쌓인 과도한 열을 내리고 쌓인 독을 없애는 역할을 한다.

건강한 사람도 감정이나 식사, 갑작스럽거나 지나치게 활발한 운동으로 내부장기나 내분비선을 과열시킬 수 있다. 여섯 가지 치유 소리는 내부 장기를 청소하고 그곳으로 기가 흐르도록 해준다.

첫째 대장은 '스~'라고 무성음으로 낸다. 뜨겁고 더러운 기를 차갑고 신선하게 바꿔주며 정의감과 용기를 자라게 한다.

둘째 신장은 '우~'라고 무성음으로 소리를 낸다. 피로 현기증 이명 등의 현상이 완화된다.

셋째 간은 혀를 입천장 가까이 대고 '쉬~'하고 무성음을 낸다. 분노를 내보내고 눈의 충혈도 해소할 수 있다. 이 치유 소리는 과음으로 피곤해진 간의 독기도 제독한다.

넷째 심장은 입을 크게 벌리고 '하~'라고 무성음을 낸다. 감기, 인후통, 울혈, 심장병 등에 효과가 있다. 짜증이나 조급함도 없애준다.

다섯째 비장은 목구멍에서 '후~'하고 무성음을 낸다. 이 치유 소리는 감정 상태를 공평무사하게 해 준다.

여섯째 삼초는 '히~'하고 무성음을 낸다. 삼초는 뇌 심장 폐의 상초, 간 신장 위장 췌장 비장의 중초, 대장 소장 방광 생식기관의 하초로 구성되어 있는데 이 치유 소리는 삼초의 온도의 균형을 조절해 준다. 이 치유 소리는 각각 3회에서 6회 정도, 시간이 충분하면 10회 정도 해도 좋다.

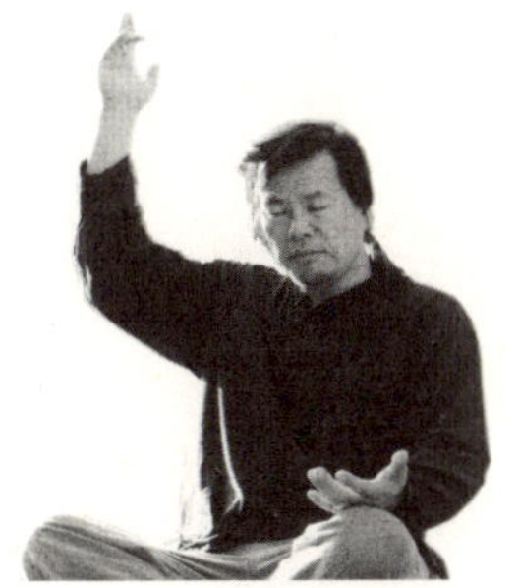

PART

14

기와 난치병

면역기능이 회복되면 난치병도 낫는다

옛 어른들이 흔히 하는 말 중에 자라나는 애들의 기를 죽이지 말라는 것이 있다. 기를 살려주어야 한다는 말뜻은 결국 따져보면, 바로 기가 얼마나 중요한지를 말하는 것이다. 또 할머니가 배가 아프다는 손녀·손자들을 눕혀 놓고 내 손이 약손이라며 배를 살살 주물러 주면 신기하게도 아픈 배가 금방 낫는다. 이것은 할머니 손바닥(노궁)을 통해 할머니의 기가 전달되어 치유된 것이다. 남자는 배짱이 두둑해야 한다는 말도 알고 보면 하단전에 기가 충만해야 한다는 것을 말한다. 하단전에 힘이 넘쳐야 자신감이 생기는 것이다.

일상생활에서도 기를 활용하면 참으로 많은 도움을 얻을 수 있다. 평소 남자는 손바닥으로 배꼽 주위를 시계방향으로 문질러주고, 여자는 시계 반대 방향으로 문질러주면 하단전에 기를 모을 수 있다. 또 잠잘 때 배꼽 아래 하단전에 남자는 왼손 위에 오른손을 포개어 자면(여자는 오른손 위에 왼손을 포갠다) 기를 많이 축적할 수 있다.

작년 가을 40대 남자가 피골이 상접한 모습으로 찾아왔다. 그는 학원의 유명강사인데, 너무 진기를 소진해서 말할 힘조차 없는 상태였다. 평소 몸이 약해 기 공부를 8년이나 해왔다고 했지만, 그의 하단전에는 원기가 소진되어 신진대사가 제대로 이루어지지 않는 상태였다.

그러니 좋은 약을 먹어도 아무런 효과가 없었다. 이런 경우는 신체기능

전체가 극도로 떨어져 약을 먹어도 듣지 않고, 본인의 기가 워낙 소진되어 있으므로 스스로 하단전에 축기하기는 아주 어렵다. 우선 하단전에 기를 채우고 4개월간 임맥과 독맥의 양맥으로 강력하게 기를 불어넣어주자 그는 신체 기능이 회복되었다.

기치료는 몸의 상태에 따라 다르나 최소한 한 달 이상의 시간이 필요한 것이다. 지속적으로 기를 주입하여 하단전에 기를 돌려 전체의 기맥이 돌아가야만 장부의 기능도 되살아나고 면역기능도 회복이 된다.

난치병 치료도 인체의 면역기능이 회복되면 저절로 낫는다.

현대의학에서 암 치료법을 꼽으라면 통상 수술. 방사선. 항암제 3가지를 든다. 그 이외의 치료법은 대체의학 또는 건강식품 등의 보완요법에 속한다. 우리나라 고유의 전통 치료법인 한의학도 여기에 포함시킨다. 하지만 현대의학에서 뚜렷한 치료 효과를 보지 못한 암 환자들은 지푸라기 잡는 심정으로 대체의학에 매달릴 수밖에 없는 현실이다.

대체의학요법으로 어떤 암 환자는 완치되었다고 하고 어떤 사람은 돈만 탕진했다고 한다.

왜 그럴까. 우선은 효능을 입증할 환자수가 적기 때문에 확률적 오차가 많다. 또한 대부분의 시도가 의학자가 아닌 사람에 의해 이뤄지다보니, 효능 판정에 오류가 생긴다. 중간에 효과를 못보고 탈락하는 환자는 전체 통계에서 제외되기도 한다. 하나의 특이한 성공 사례가 입소문을 타고 일반화된 경우도 많다.

한때는 상황버섯과 러시아에서 수입된 차가버섯이 항암효과에 탁월하다고 해서 아주 비싼 값에 팔리기도 했다. 상황버섯에 대한 연구를 보면 암세포 못지않게 간세포도 손상시키는 것으로 나와 있다. 이 때문에 간

기능이 떨어진 상태에서 상황버섯을 과용할 경우, 간 상태가 치명적으로 나빠질 수 있다. 옻닭을 권유하는 사람들이 있는데 열이 많은 사람은 오히려 피해가 더 크고 알레르기 반응도 올 수 있다.

암을 비롯해 에이즈 등의 무서운 질병에서 생명에는 지장을 주지 않지만 일상생활에 심각할 정도로 지장을 주는 아토피성 피부염, 건선 등도 여전히 난치병이다. 이런 질병들에 대해 새로운 신약 개발도 중요하지만 난치병에 대한 근본적인 접근 자체도 달라져야 한다. 인간은 원래 자연치유력을 가지고 있고 그 스스로 복원능력이 있기 때문이다. 그래서 본래의 자연치유력을 회복시키면 어떤 질병도 나아질 수 있는 것이다. 히포크라테스도 약이 병을 치료하는 게 아니라 자연이 사람을 치료한다고 했다. 약과 의료기술은 자연치유력을 높이는 데 도움을 줄 뿐이다.

그래서 기치료의 가능성은 더 없이 밝고 열려져 있는 무한한 잠재력을 갖고 있는 분야이다. 우주의 근원이며 만물을 낳게 하는 기초인 기야말로 병든 몸의 자연치유력을 최고로 높일 수 있는 유력한 대안이 되고 있다. 기치료는 마음, 몸, 천기의 세 가지를 조화롭게 운용하는 대체의학의 중심에 서 있다.

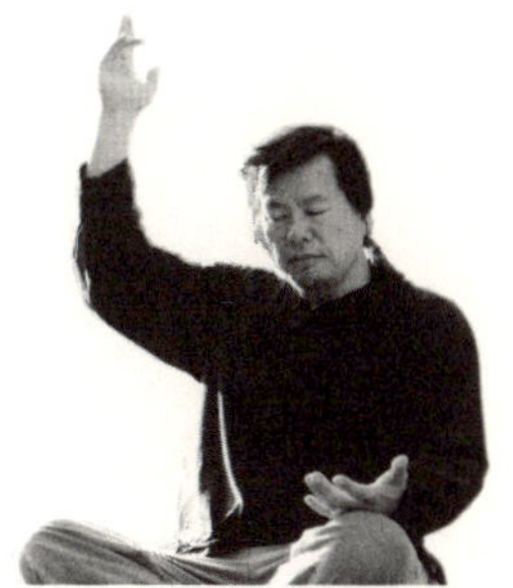

PART

15

기

기적과 초능력의 세계

종교는 반드시 기적이나 초능력을 수반하고 있다. 거의 모든 종교의 경전에는 페이지를 아끼지 않고 그 종교의 신이나 교조 내지 신자를 둘러싸고 발생한 기적, 신화, 초능력을 자세히 기술하고 있다. 심지어는 신종교에도 특히 기적과 초능력을 선전하고 있다.

신약성서 속에는 예수가 치병(治病)의 기적을 행하였다는 내용이 많이 기록되어 있다. 나은 병의 종류는 문둥병, 앉은뱅이, 중풍, 열병 등이 있다.

누가복음에는 다음과 같은 내용이 기록되어 있다.

어떤 여인이 12년간 혈루병(자궁출혈)를 앓았는데, ……그녀가 예수의 뒤로 와서 그 상의의 단을 만졌더니 혈루를 즉시 멈추었다…… 그러자 예수는 말했다. 나를 만진 자가 있다. 나로부터 힘이 빠짐을 알겠노라.

무신론자들은 이것을 과장이나 거짓이라고 단정 지을 수 있을 것이다. 만일 기독교인이라면 이것은 예수가 아니면 하지 못할 능력이라고 믿을 것이다. 기치료의 관점에서 보면 이것이 충분히 의미 있는 내용이다. 왜냐하면 기공연습을 하노라면 능력이나 힘, 혹은 기가 빠져나감을 실감할 수 있기 때문이다.

예수가 행한 치료방법과 치료현장에서 발설한 언어는 현대의 탁월한 기공사의 그것과 놀라울 정도로 흡사하다. 기치료의 관점에서 보면 기적의 존재 가능성을 배제할 수 없게 된다. 예수가 신의 아들인가 아닌가 하는 수많은 논점과 상관없이 그가 수많은 이적을 행한 내용으로 봐서 그는 참으로 마음이 맑고 따뜻하고 청정한 하늘의 기운을 가지고 있음을 알 수 있다. 그렇지 않다면 단 한순간에 오래 병든 이의 몸을 완쾌시킬 수 없는 것이다.

기치료사가 방사한 기가 물이나 생리식염수, 포도주 등의 용액구조에 영향을 미쳤다고 하는 연구 성과는 이미 중국과 일본, 미국을 필두로 하는 과학원이나 대학, 학술기관에서 발표된 바 있다. 또한 DNA와 RNA의 분자구조에도 영향을 끼쳤다는 사실을 확인했다. 기치료사의 기운이 생명체에만 영향을 미칠 뿐 아니라 비(非)생명체에 대해서도 동일한 영향을 미친다.

기치료가 모든 병에 다 효과가 있는가 하는 궁금증을 가지고 있는 사람이 많다. 사실 그렇다. 모든 병에는 기가 유효하고 긍정적인 영향을 준다. 인간의 몸 안에는 장이나 위 등 여러 가지 기관이 있다. 각 기관마다 고유의 기를 가지고 있는데, 그것들은 몸 전체로 보면 오케스트라를 구성하는 하나의 악기와 같다. 오케스트라의 화음이 잘 어울려 아름다운 음악이 나오면 그것은 몸 상태가 아주 좋고 오장 육부의 기운이 아주 원활하게 흐른다는 뜻이다.

오케스트라의 음이 불협화음의 상태에서 울리고 있어서 통일이 형성되어 있지 않고 그 악기가 흐트러져 잡음처럼 울리는 상태라면 그것은 기의 흐름이 막혀있거나 순환하지 않는 불건강한 상태이다.

기의 본질은 순환하는 것이다.

물이 고이면 썩듯이 기가 멈추면 피의 흐름이 막히고 마음의 흐름도 막히며 그 막힌 시간이 오래 될수록 해당 장부의 기능이 악화된다. 인간이 마지막에 맞이하는 죽음은 기가 완전히 사라진 상태를 말한다. 사람이 목숨을 다할 때 그 몸을 떠난 기는 우주의 근원으로 가서 다음 세상에 나올 생명의 준비기간 속으로 들어간다.

우주의 법칙은 순환에 있다.

어떤 것도 머무름이 없고 돌아가지 않음이 없다. 본래 기는 하늘에서 왔으므로 우주의 시간에서 보면 잠시 머물렀다가 다시 하늘의 텅 비어 있는 공간으로 돌아가는 것이다.

병은 기가 막혀서 일어난다.

기가 뚫리면 그 병은 어느새 시간이 다소 걸리더라도 정상으로 돌아간다. 약물, 특히 항생제는 눈으로 보이는 이상 증상을 다스리는 데는 효과가 있지만 그 근원을 일으키는 문제에는 도움이 되지 않는다. 그래서 항생제를 쓰면 당장 염증은 가라앉고 증상은 완화되지만 근본 원인은 더 깊이 뿌리를 내리고 잠복해버리기 때문에 병의 화근을 더 크게 키울 가능성이 많다.

기의 순환이 활발하면 어떤 질병도 염려할 필요가 없다.

오장육부의 기가 서로 상생하며 어울리는 아름다운 교향곡처럼 인생에서 즐겁고 활기찬 이들이 일어나게 만든다. 그래서 기치료는 우주의 무한의 에너지를 다시 인체의 막힌 경혈에 투입해 자신의 몸을 오래된 아파트를 리모델링하듯 신선하게 가꾸는 것과 같다.

기치료를 하는 데에도 사람에 따라 그 반응에 차이가 있다.

울혈이 되지 않고 피가 맑으며 마음이 열려 있는 사람에게 기치료 효과가 빨리 나타난다. 신체적으로 기의 순환은 좋으나 마음이 폐쇄적인 사람도 기치료의 효과가 좋다. 기의 존재 자체를 믿지 않는다고 해도 본래의 기혈이 좋은 사람에게 일어나는 질병은 쉽게 고칠 수 있다. 기치료는 어떤 신념을 가지고 살아가는가에 따라 차별을 두지 않는다. 몸의 기 순환이 막혀 있지만 마음이 개방적인 사람은 기의 순환이 점차 좋아진다. 횟수를 거듭하면서 몸의 질병이 나아지며 오장 육부의 손상된 기운이 회복되고 축기가 되어 혈색도 좋아지며 어려운 일도 조금씩 호전되어 나간다. 이는 만물을 배태한 기의 운기가 원활해지면 그 사람의 운기도 좋아진다는 것이 당연한 이치이다.

그러나 기의 순환이 나쁘며 게다가 마음이 폐쇄적인 사람에는 기치료의 반응이 더디게 나타난다. 그러나 마음의 상태와 관계없이 기 순환이 조금씩 뚫리면 오히려 그 효과는 급속도로 배가된다.

그래서 기치료는 어떤 생각과 믿음을 가지고 있는 가에 상관없이 호전되지 않는 경우가 없다. 때로는 스스로 어떻게 낫는 지 알 수 없다고 신기해하는 사람도 적지 않다. 부드러운 기공은 병든 육신과 마음에 스며들어 막힌 혈을 뚫고 몸을 몸주로 삼고 있는 빙의들을 내쫓으며 스스로 강한 심신의 소유자가 되어 사회생활은 물론 가정생활도 활기차게 한다. 기치료를 받고 난 뒤 기적 같다고 하는 사람들도 있다. 기적이란 세상의 이치에 전혀 합당하지 않고 초자연적으로 일어나는 아주 기쁘고 즐거운 일이다.

그러나 기치료에 기적은 없다. 하늘의 기운을 중계해 병든 몸에 이르게 하는데 그것은 극히 자연스럽고 도법의 이치에 맞는 일이다. 당연한 것이다. 현대의학에서 무리라고 여겨지는 질병도 낫는 것은 조금도 이상하지 않다.

다만 보다 같은 시간 내에서 기치료의 효과를 높이려면 기치료사와의 교감이 필요한 것은 사실이다. 기치료를 받아들이는 마음의 문을 열어 기치료에 대한 긍정적인 자세가 되면 기치료의 효과는 훨씬 높다. 기치료를 받을 때의 피술자의 마음가짐이 치유에 깊이 관련하고 있다.

가짜 수면제를 주고 진짜 수면제라고 말하는 의사의 말을 그대로 믿고 약을 복용하면 불면증 환자는 약을 먹고 얼마 되지 않아 잠을 잔다. 이처럼 가짜 약이 주는 효과를 플라시보 효과라고 한다. 이는 상대에 대한 신뢰감 때문이다. 따라서 치유는 시술자와 피술자 사이의 신뢰가 깊을수록 닫혀 있고 긴장되어 있던 내부 장기의 기능이 활성화되면서 자연치유력이 상승되어 빨리 회복하는 것이다.

따라서 기치료는 단순히 기가 강한 사람이 기가 약한 사람이나 기의 흐름이 정체되어 있는 사람을 치료하는 것이 아니다. 우주에 가득 찬 밝고 환한 에너지를 환자의 몸에 주입하는 것이다. 이때 기치료사는 자신의 몸을 통해서 천지의 커다란 기가 자연스럽게 상대방에게 흘러가게 한다. 기치료사는 하늘과 환자의 몸과 마음을 이어주는 매개체이다. 자신이 축적한 기공으로 환자를 치료하면 그 치료사의 기공이 탁하거나 미력하면 오히려 환자에게 더 많은 피해를 줄 수 있다. 찾아온 환자 가운데에는 기치료를 잘못 받아 얼굴이 달라진 경우가 있었는데 이는 기치료사의 탁기가 그렇게 만들었기 때문이다.

기는 순일하고 단순하며, 청명하고 부드럽고 깨끗해야 한다.

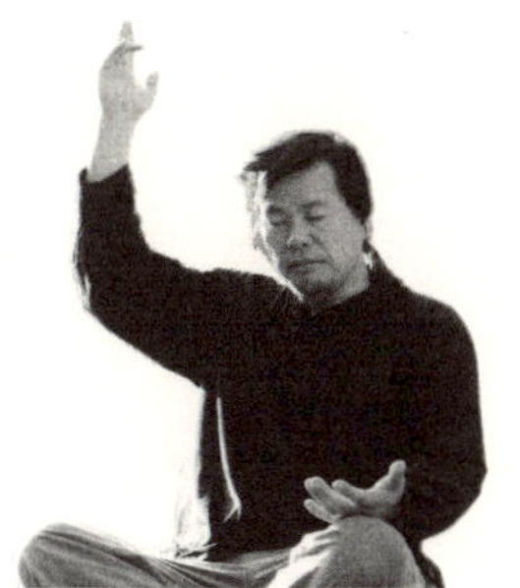

16

기의 위력

부드럽기가 난초와 같고 예리하기가 강철과 같다

만병은 기의 상태로부터 온다고 하는 옛말이 있다. 수험생이 감기를 잘 걸리고, 실업이나 실연으로 스트레스를 받아 큰 병에 걸리기도 한다. 남을 증오하거나 질투하는 마음이 불안증을 유발하고 뼈저린 후회가 심장에 타격을 주며 우울상태가 계속되면 자살 충동을 일으키거나 암의 발생 빈도를 훨씬 높게 만든다. 고독한 사람은 단명하기도 한다. 이런 것들은 질병과 기가 밀접하게 관련이 있다는 것을 단적으로 나타내는 것을 의미한다.

스트레스, 우울, 고뇌, 절망, 불안은 몸에 치명적인 영향을 주고 행복이나 만족, 기쁨과 희망은 병의 회복에 아주 좋은 영향을 준다. 의사들도 환자들에게 마음을 편안하게 하는 것이 치료효과를 배가하는 것이라고 말한다. 이 뜻은 마음의 행로가 질병을 다스리는 중요한 열쇠임을 의미한다. 그래서 질병을 완치하고 싶거나 질병에 걸리지 않으려면 마음을 단련시켜 기의 흐름을 원활하게 하고 정신을 집중하면 기가 몸의 내부에 축적되어 질병은 물론 외부의 원귀들로부터의 공격도 막아낼 수 있는 것이다.

이미 중국에는 병원에 기공과 자체를 두고 있지만 앞으로 기의 치료에 대한 관심은 폭발적으로 늘어날 것이다. 의료기계의 발달로 기의 흐름이 기록되어 나오고 기의 방출을 촬영하는 사진기가 나온 지도 오래되었다. 현대의학이 지향하는 근본적인 목적이나 기치료의 근본 목적이 크게 다르지는 않다. 첫째는 건강한 신체와 건강한 마음이다. 수많은 건강식품들이 나오고 무수한 민간요법들이 나오는 까닭은 현대의학이 점유할 수 없는 한계를 보완하기 위한 것이다. 이 가운데 기치료 요법은 난치병 환자들이나 정신분열증으로 고통 받는 이들에게 효과적으로 활용되고 있다.

문제는 그러한 환자들에게 정밀하고 순일한 기를 투입할 수 있는 기치료사가 얼마나 되느냐 하는 것이 문제이다. 우리도 이제까지 통계적이고 기계적인 사고로 측정할 수 없다고 기성의학체계에서 외면해 왔던 기치료 분야에 대해 마음의 문을 열고 제도적 장치를 해야 할 때가 왔다. 이는 국가적으로도 시급한 문제이다. 많은 난치병 환자들이 국내에서 치료 한계를 느끼고 중국의 기공사를 초청하거나 중국 병원에까지 가서 기치료를 받고 있는 실정이다. 이는 작게는 부의 손실이지만 크게 보면 기치료분야에서 세계적으로 낙후되어 많은 파생적 경제 가치를 잃어버릴 수 있는 것이다.

사람들은 궁금해 한다.

기가 투입되면 체내에서는 어떤 일이 일어나 난치병이나 불치병들이 고쳐지는 것일까? 어째서 기의 에너지로 인해 의사로부터 포기된 병이 낫거나 하는 것일까?

그것을 알아보기 위해 뇌의 반응을 객관적으로 조사한 연구에 의하면, 뇌파의 세타 성분이 증가하고, 베타 성분이 감소하는 것을 확인했다. 세타파는 수면시간에 나타나는 뇌파요 베타파는 활동시간에 나타나는 뇌파다. 그러나 수면시간에 줄어드는 알파 성분이 감소하지 않으므로 기를 받으면 잠자고 있지는 않으나 의식 레벨은 높아지면서 뇌는 아주 편안한 상태로 된다. 몸의 각 부에 명령을 내리고 호르몬을 분비하게 하면서 쉴 새 없이 활동해 온 뇌의 상태가 더없이 높은 차원의 휴식 상태에 놓이게 된다.

기가 투입됨으로써 이미 폐기되었거나 활동이 미미한 몸의 면역체계가 되살아나는 것이다. 특히 몸 내부의 이물질을 걸러주는 임파선의 상태가 아주 좋아지면서 기존의 질병에 대한 저항력과 병균에 대한 공격력이 회복된다.

뇌 세포와 면역체계 사이의 관계는 의학적으로 지금 활발하게 연구되고 있다. 면역연구가들은 면역세포를 몸을 흐르는 뇌라고까지 부른다. 그만큼 면역체계가 인체의 건강을 유지하는데 중요하다는 것이다.

인간의 몸을 내분비계, 신경계, 면역계의 3가지 체계로 나누는 것이 과학자들의 지배적인 견해였다. 그러나 이 견해는 수정되었다. 연구를 통해서 이 세 가지가 서로 연계하고 있어서 생체의 종합적인 정비를 담당하고 있는 것이 해명되었기 때문이다. 면역체계는 지금까지 생체의 방어를 담당하고 있다고 알고 있었지만 최근 들어 생체 방어뿐 아니라 자동차의 점검정비처럼 생체를 항상 점검조정하고 있다는 것이 밝혀졌다.

이런 인체의 구조와 방어체계로 보면 기치료는 경락의 흐름을 활성화시키고 면역체계를 강화해서 인체 속에 내재해 있는 자연치유력을 높이고 정체된 기운을 일깨워 몸과 마음의 상태를 부드러우면서도 강하게 만든다는 것을 알 수 있다.

『주역』에 이런 말이 있다. 두 사람의 마음이 같으면 부드럽기가 난초 같고 그 예리하기가 강철과 같다. 하늘의 기가 환자의 몸에 들어가 함께 공명하면 그 몸의 상태가 부드럽기가 난초처럼 향기롭고 그 예리하기가 강철 같아서 질병을 물리치는 것이다. 기는 21세기의 새로운 미래의학의 주 관심사가 될 것이다.

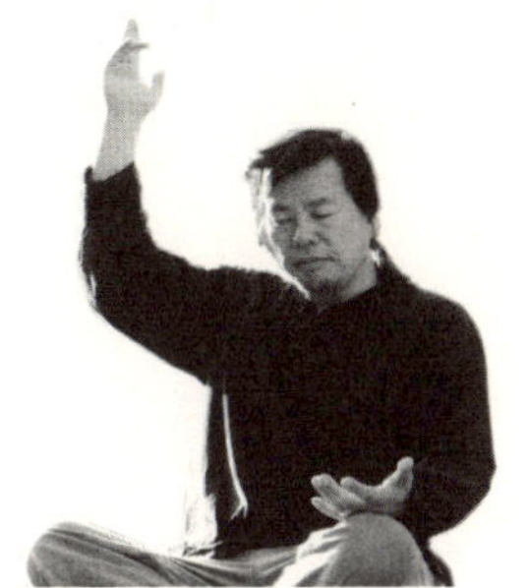

PART

17

기와 풍수

적선(積善)과 덕망,
선덕(善德)과 효행을 실천하면 좋은 땅을 구한다

기는 무궁무진한 힘을 가지고 있다.

이것을 잘 이용하면 삶에 많은 도움을 얻을 수 있다. 그 중 기를 집터를 구하거나 산소를 구하는데 활용하면 생활에 큰 도움을 얻을 수 있다. 이사할 때 집터에 대하여 활용하는 법을 알아보자. 일단 쓰레기를 매립했거나 못을 매립한 곳의 아파트는 좋지 않다. 공동묘지를 깎아서 만든 아파트도 좋지 않다. 집터의 땅을 파 보았을 때 땅에 돌이 없고 황토나 황금색을 띠는 곳이 좋으며 조용하면서 마음이 편안한 느낌이 들며 식물이 잘 자라는 땅이 좋다. 그것은 그만큼 땅의 기운이 풍성하기 때문이다.

대문이 작으면 자잘하게 신경 쓸 일이 많아진다. 대문의 방향은 동쪽과 남쪽으로 나 있는 게 좋다. 어떤 집으로 이사를 하려고 하면 그 집에서 조용하고 편안한 마음으로 있어 보면 알 수 있다. 명상을 하듯이 조용히 눈을 감고 있어 보았을 때 무서운 느낌이 들면 그 집은 좋지 않다. 편안한 느낌, 좋은 느낌은 누구든지 알 수 있다. 이러한 기감을 활용하면 좋은 방위의 집을 선택할 수 있으며, 집 안의 적절한 가구배치로도 더 많은 좋은 기를 얻을 수 있다.

묏자리를 봐 줄 때도 형세론(形勢論에) 의존하지 않고 순간적으로 뇌파를 떨어뜨리고 기감을 이용해 묏자리를 보면 아주 정확하다. 인간의 잠재의식 속에는 기적을 만들 수 있는 무한한 힘이 있다.

돈을 버는 것도 세 가지의 파장이 맞아야 한다. 첫째 땅의 힘(地氣)이다. 또한 같은 땅이라도 방향에 따라서 힘이 달라진다. 벼가 잘 자라는 땅이라도 위치에 따라서 힘이 달라진다. 벼가 잘 자라는 땅이 있고, 보리가 잘 되는 곳, 채소가 잘 되는 곳이 있듯이 지기가 자기와 잘 맞아야 한다. 둘째는 노력을 해야 된다. 감나무 밑에 입 벌리고 누워 있다고 해서 감이 제 입에 들어오지 않는다. 남들보다 부지런히 일하고 친절하여 신용을 쌓아야 한다. 즉 복을 받을 일을 하고 실천을 해야 한다. 그다음 운이 따라 주어야 한다. 예를 들어 머리가 아주 좋다하더라도 운이 따르지 않으면 원하는 대학에 떨어지고 머리가 따르지 못하면 운이 좋아도 안 된다. 3박자가 맞아야 성공할 수가 있다. 집에서는 편안한 수면과 정신적 안정이 중요하다. 3박자 궁합이 맞아야 하고자 하는 일들이 술술 잘 풀리면서 잘 살 수가 있다.

공자는 후손에게 재물을 물려주는 것보다 좋은 땅을 물려주는 게 백 배나 낫다고 한다. 그것은 그만큼 어떤 재물보다 땅의 기운이 소중하다는 것을 말하고 있다. 지기는 산 사람이나 죽은 사람에게 큰 영향을 미친다. 사람이 명당에 산소를 쓰려고 바라는 까닭은 그 자리의 지기가 곧 후손에게 보이지 않는 영향을 미친다는 것을 알고 있기 때문이다.

지기 다음으로 중요한 것은 바람이다. 바람에 세차게 불어오는 곳이나 언덕 위에 서 있는 집은 좋지 않다. 허허벌판에도 집을 지어서는 안 되고 음풍이 부는 곳, 골짜기를 막아 지은 집도 좋지 않다. 질병이 끊이지 않는다. 뒤는 막혀 있고 앞이 탁 트여 있으며 앞으로 물이 흐르고 남향 또는 남남서향을 향한 곳이 집터로는 이상적이다.

우리 선조들도 집을 지을 때 좋은 자연환경을 이용해 집을 지었다. 집의 외부 모양과 햇볕, 습도, 바람의 순환을 배려했으며 너무 넓은 방을 만들지 않았다. 집에 빈 방이 많은 것도 좋지 않다. 빈 방에 귀신 산다는 옛말처럼 가족 수에 맞고 손님을 배려하는 하나 정도의 여유 있는 방이면 족하다. 또 사찰이나 교회당, 암자, 탑, 사당, 성황당, 무덤들이 촛불을 켜는 자리가 부근에 있는 곳은 피해야 한다. 산이 등지거나 돌아앉은 곳도 피해야 한다. 이런 곳을 마주 보고 살면 주위로부터 배신당하는 일이 많다. 마주 보는 곳에 산이 허물어지거나 산 넘어 또 다른 산이 넘겨보는 형상을 하는 자리도 피해야 한다. 집안에 사통하는 여자나 거짓말을 잘하는 일로 분란이 나기 쉽다. 산 위로 집안을 흘려보는 봉우리를 규봉(窺峰)이라 하는데 도적질을 하느라 눈치를 보는 듯한 형상이라서 피해야 한다. 땅이 메마르거나 습한 곳도 피해야 한다. 수맥이 지나가는 곳에는 우환이 많이 일어나고 집안사람의 건강도 나빠지며 뇌파를 흔들어 깊은 수면을 방해한다. 막은 골목이나 물이 빠져나가는 곳도 피하고 집터의 모양이 삼각형이거나 5각형 등 모난 곳은 반듯하게 고치는 게 좋다. 가옥일 경우 방이나 마루 밑으로 정화조가 흐르도록 해서는 안 된다. 재물이 도망가고 건강을 해친다. 건물에 비해 정원이 너무 넓거나 좁아도 좋지 않다. 서로 비례가 맞는 게 좋다.

아파트를 지을 때도 땅의 방향을 잘 고려하고 부엌과 안방, 화장실을 배치하면 분양이 잘 된다. 좋은 기운이 아파트를 감싸기 때문이다. 집 앞이거나 뒤가 낮거나 움푹 팬 곳은 피하고 남향집이라도 앞산이 너무 높은 곳은 좋지 않다. 마당에 담장보다 큰 나무를 심지 말아야 한다.

그렇다면 좋은 집은 어떤 집인가. 물길이 집을 안고 휘돌면 재물이 풍족해진다. 물길이 기를 감싸주기 때문이다. 붓 모양의 봉우리를 마주한 집에는 자손들이 공부를 잘한다. 태양과 달과 별이 밝게 비치는 곳이 가장 좋다. 수명과 복록을 얻고 이웃과 조화를 이루며 가정이 화평하고 재물과 명예는 물론 건강도 좋아진다.

하늘과 땅과 사람은 삼위일체라 나누어 생각할 수 없다. 땅을 살피기 위해서는 먼저 하늘을 살필 줄 알아야 하며 하늘을 살피고 난 다음에 사람을 살피고 그 다음에 땅을 살펴야 한다. 이 말은 사람이 사는 집이든 산소 터이든 그만큼 사람의 일과 기운이 소중하다는 뜻이다.

가장 좋은 기운은 무엇인가.

적선과 덕망을 쌓고 선덕과 효행을 실천하는 것이 가장 좋은 기이며 좋은 터를 구하게 하는 인연을 가져다준다.

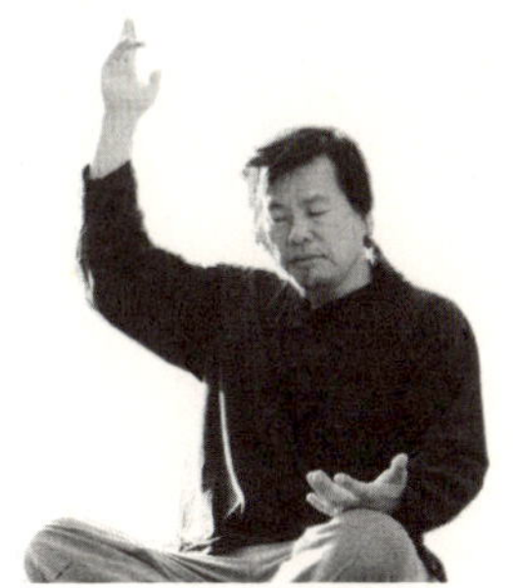

치료기공의 역사

인류의 역사와 함께한 치료기공

치료기공은 내공과 외공의 부드러운 기운을 가지고 인체에 365개의 경혈과 12경락의 허와 실을 조화롭게 해주는 최고의 기공이다. 이런 치료기공은 앞에서 말했다시피 마음공부와 명산과 삼천대천의 모든 우주의 기운을 마음대로 받아서 활용하는 동적인 공부가 되어야만 비로소 가질 수 있다. 정(靜)이 동(動)을 다스리고 동이 정을 품어 안으며 동이 정을 따르고 정이 동과 일치하는 도법의 세계에서 내려주는 것이 치료기공이다. 이런 치료기공에는 신기법, 신공법, 거사법. 오행운기법, 포기법, 속기법, 충기법, 혈도술, 원격치료 등이 있다. 이런 기공은 하늘과 땅과 천기와 지기의 기운을 조율하면서 이루어진다.

이런 치료기공의 기초에는 철학적 세계관이 있다. 천지인, 하늘과 땅과 사람이 3위1체이면서 하나인 의식이 있어야 한다. 지금 지구상에서는 인종과 지역과 상관없이 기공을 연마하는 이들이 많다. 그들은 하나같이 우리의 몸을 소우주로 여기고 대우주인 하늘의 기운과 주파수를 맞추어 천기를 몸에 축적하려 한다. 미국의 세도나 지역은 하늘의 기운이 가장 강력하게 느껴지는 곳이어서 기공수련을 하는 사람들이 많이 찾는 곳이다. 이처럼 지구상에는 강한 기운을 가지고 있는 지역이 있는데 대체로 이 지역들은 바위로 이루어져 있는 곳이 많다. 그런 암반에 기운이 강렬한 까닭은 암반의 광물질이 하늘의 기운과 조우하는 어떤 역할을 하는 것으로 알고 있다.

중국의학 및 기공양생학의 성전이라고 여겨지는『황제내경』은 춘추전국에서 진한에 걸친 시대의 의학과 기공치료학, 양생학의 저작을 집대성한 것이다. 이 경에 보면 황제는 불노장생하며 하늘로 올라갔다는 기록이 나온다. 이처럼 기의 구체적 역사는 현대 의료기술의 발달사보다 더 장구하고 심원한 것이다.

인도에서는 불교가 탄생하기 이전에 이미 요가가 발달해 있었다. 부처님도 육신을 단련하는 여러 가지 요가의 수행법을 거듭한 후 고요한 참선에 들어 새벽별을 보고 깨달음에 도달했다. 달마대사가 불교를 중국에 전한 후 달마가 면벽참선을 하면서 행한 도인술은 중국 기공에 대해 커다란 영향력을 주었다. 중국 불교는 소림사의 무공 같은 외공과 함께 발달해 온 것이다. 달마대사가 가르쳤다고 전해지는 불가기공인 '소림사일지선'은 현대 중국의 대표적 기공의 하나다.

우리들의 선조들도 예부터 우주 에너지를 심신으로 체득한 사람들은 기공의 방법을 사용하여 병을 고치고, 체력을 강화하며, 정신력을 기르고, 우주 자연의 신비를 탐구하였다. 중국의 기공, 인도의 요가는 그 가운데서도 고도로 체계화된 것이지만 우리 선인들의 신법에 비하면 미미한 것들이나 아쉽게도 이런 비법들이 일제 강점기를 거치면서 거의 단절되어버렸다. 이미 하늘에서 아홉 번이나 도를 통하고 천지의 백색을 온 기운에 가득한 백불환인이 우리 선조의 기원임을 서두에서 말한 바 있다.

조선의 소강절이라고 하는 화담 서경덕 선생이나 북창 정념 선생역시 탁월한 진인이다. 화담 선생은 일생 기의 학문에 매진해 와 오늘날 기학의 기초를 놓으신 분이고 북창 선생은 도력이 탁월해 자신의 천명을 알고 남

을 위해 자신의 명을 내어준 분이니 단순히 오랜 수련으로 이루어지는 요
가와 중국 기공에 비할 바가 아니다.

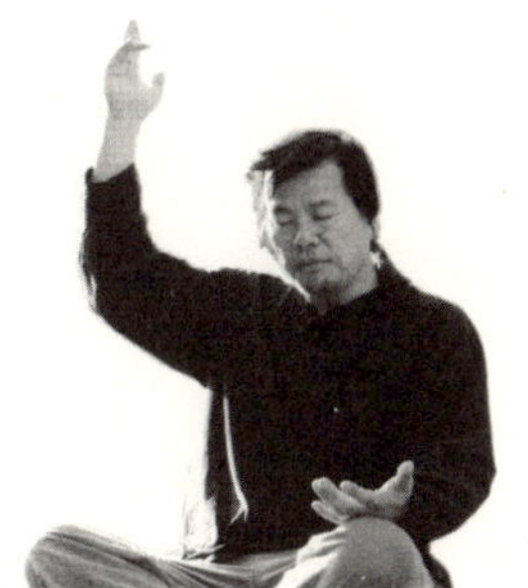

백불기공의 원리

절대효과, 절대유일, 절대불패

하늘의 주는 시련을 통과하면서 천계로부터 5통(通)의 명패를 받았다. 5통이란 초능력, 예언 능력, 풍수, 기공치료, 심령영통 능력을 이른다. 이런 말을 하면 좀처럼 믿기지 않을 것이다. 또 엉터리하고 아예 믿지 않으려는 사람도 있다. 사실 그것은 처음 자신조차도 믿기 어려웠던 것이다. 다만 주위에서 원효나 최치원, 서산대사나 사명당, 공자나 노자의 혼이나 이미 의뢰자의 작고한 부모의 영을 불러 이야기를 하면 비로소 능력에 대한 신뢰와 탄복을 보이곤 한다.

보지 않는 것을 믿지 않는 게 사람의 성정임을 부정할 생각은 없다. 도법의 이치에 따라 하늘과 기운과 대화를 나누면 하늘에서 두 분이 나를 백불이라고 부른다. 한 분은 단군이시며 한 분은 미륵이시다.

그렇다고 지상에서 숭배하거나 추종하기를 바라는 어떤 마음도 없다. 흙으로 빚어져 만들었고 숨을 쉬고 밥을 먹고 가족이 있는 때로는 평범한 가장에 불과하다. 세상에 살면서 세상의 흐름을 관조하고 그 속에 부대끼면서 하는 인간세상의 공부 또한 소중하기 때문이다. 서울로 거처를 옮기면서 여러 가지 인간적인 배신과 고초를 겪었지만 이 또한 하늘이 주는 시련이며 그 과정이라고 생각하고 있다.

백불기공은, 바른 마음과 깨끗한 마음, 믿는 마음을 바탕으로 한 절대효과, 절대유일, 절대불패의 기공이며 제3의 파장을 이용한 치료기공이다.

과학적인 방법으로 규명할 수 없는 제3의 파장, 즉 보이지 않는 에너지의 힘에 의한 기공이 백불기공이다.

백불기공은 모든 현대 성인병과 난치병에 유효하지만 특히 중풍, 간질, 만성피로, 화병, 불면증, 자폐, 암, 강직성척추염, 빙의(귀신병) 등에 탁월한 효과를 낸다. 또 수술 후 회복, 면역력 손상, 일반 기력 소진에 적용되며 49제, 천도제, 100일 기도, 1,000일 기도 및 풍수지리(양택, 음택, 수맥, 생활풍수 등)에도 적용된다. 이 기공은 고도의 정신수련과 도인술, 그리고 부드러운 내공과 외공으로 인체 내부의 허와 실을 조절하여 원기를 복원시키고 면역력을 키워서 병을 낫게 하는 치료술로서 누구도 흉내 낼 수가 없고 따라 올 수도 없는 태초의 우리나라 진인에게서 전해온 우리 고유의 기공이다.

누구든지 기치료를 받는 동안 안락한 기분이 든다. 즉 기를 넣으면 세포가 활성화되며 신진대사가 원활하고 자율신경이 촉진되고 면역력이 증가되면서 병이 서서히 완치된다. 맑고 부드러운 하늘의 기운이 들어가면 막혔던 경락이 소통되고 몸을 파고 들었던 탁기가 사라져 몸속에서 새로운 파워가 생겨난다.

기공치료를 받으면 뇌 세포가 활성화되어 기억력이 좋아지고 머리가 총명해진다. 사람의 뇌는 140억 개 이상의 신경세포가 있는데, 그 중 실제적으로 사용하고 있는 것은 얼마 되지 않는다. 기가 잠자고 있는 뇌 세포를 활성화시켜 상상력이 뛰어나고 예상하지 못한 아이디어를 개발하는 데 도움을 준다. 스트레스가 해소되고 장기의 기능이 활성화되면서 회춘하기도 한다.

이런 치료기공이 외국에서는 상당히 활성화되어 있고 집단적인 워크숍도 있으나 아직 우리 사회에서는 적극적으로 이를 활용하고 있지 않아서 아쉽다. 암 환자들도 수술하고 방사선치료나 항암치료를 받는 쪽을 선호하고 있다. 그러나 이런 치료로도 되지 않은 환자에게는 병원과 가족, 환자와 협력해 적극적으로 치료기공을 받아볼 필요가 있다. 암 환자들이 기치료를 받으면 가장 먼저 통증이 줄어들고 백혈구 수치가 정상수치로 돌아오고 깊이 잠들 수 있게 된다. 치료기공이 투약이나 주사처럼 하나의 치료법으로서 우리의 의료체계에도 정착하기를 기대한다.

백불기공은 중국의 기공사들이 주로 하는 그런 기공이 아니다. 우주의 기를 받아 그대로 환자의 몸에 보내는 기공이다. 대부분의 기공사는 수련을 통해 기를 체내에 축적하고 나서야 피술자(被術者)에게 기를 투여한다, 기를 저축하고 단전에 기를 모아 이를 다른 사람에게 보내는 것이다. 대부분의 기치료는 그와 같다. 그래서 기치료를 하고 나면 시술자가 지친다.

백불기공은 하늘, 즉 우주에 가득 차 있는 밝은 에너지를 환자의 몸에 투여하므로 시술자에게는 어떤 피곤함도 없다. 기의 측면에서 보면 석가세존과 예수는 탁월한 기치료사이다. 성서에 보면 예수가 악령을 추방하고 병을 치료하는 내용이 많이 나와 있다.

저녁이 되어, 날이 저무니, 사람들은 병인과 악령 들린 자를 모두 예수 앞에 데려왔다. 이렇듯 마을 사람들이 문어귀에 모여들었다. 예수가 병에 걸려 있는 많은 사람들을 치유하였고, 또한 많은 악령을 내쫓았다. (마태복음 1장 32-34절)

백불기공은 보이는 세계와 보이지 않는 세계의 기를 통해 병을 치유함으로써 가장 자연스러우면서도 초월적인 기공이며 생명의 연금술이다. 현대의학이 난치병과 만성병을 고칠 수 없는 원인은 현대과학이 눈에 보이는 물질세계에 지나치게 의존하고 있기 때문이다. 물질세계에 의존하는 현대의학은 신체의학이다. 그러나 이 세계는 보이는 세계와 보이지 않는 세계가 공존하고 있다. 사람은 눈에 보이는 육신만으로 이루어져 있는 게 아니라 보이지 않는 기가 깃들어 있는 것이다.

병의 원인이나 발병의 메커니즘의 배후에는 보이지 않는 세계가 깊이 관여하고 있다.

그렇기 때문에 병을 근본에서부터 고치고자 한다면 보이지 않는 세계나 보이지 않는 몸의 정보를 알 필요가 있다. 우주 에너지는 초미립자인 동시에 물결과 같은 성질을 띠고 있다. 그렇기 때문에 우주 에너지를 물결로써 파악해 파동이라고 부르고 있는 것이다.

인체를 포함해 모든 물질은 우주 에너지 즉 파동을 방사하고 있다. 인간의 세포, 기관, 조직도 고유의 미약한 파동을 방사하고 있다. 그런데 병이 든 세포나 기관, 조직은 정상 세포나 조직, 기관과는 다른 파동을 방사하고 있다.

분노나 원한, 탄식, 급격한 공포 등은 특정 장기에 영향을 미쳐 그 장기의 기능에 심각한 타격을 준다. 바이러스나 세균, 곰팡이를 비롯해 정신적인 혼란, 나쁜 물이나 음료수, 전자파 등도 인체에 나쁜 영향을 미친다. 백불기공은 병든 세포를 정상화하는 파동을 방사해 암을 위시한 난치병을 치료할 수 있다.

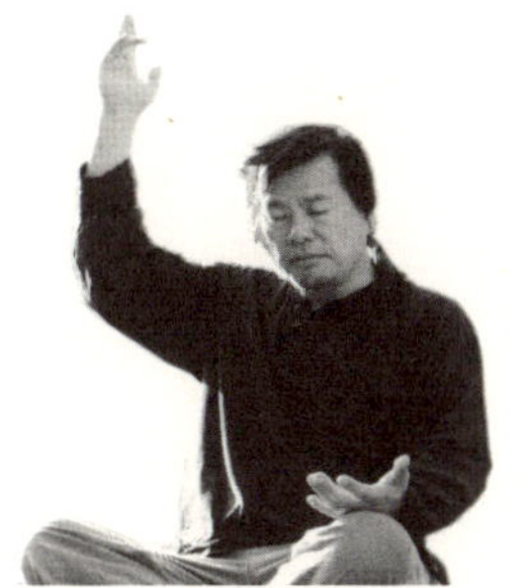

백불기공의 세계

하늘의 기운이 충만한 곳

우주의 기는 투명하며 흰색이다.

하늘이 푸르게 보이는 것은 자외선의 현상 때문이지 근원의 색은 흰색이다. 우주의 기는 흰 기운으로 가득 차 있고 이 기운에 의해 만물이 생겨난다.

생기는 음양을 낳고 음양은 만물을 만든다. 양의 기운은 해가 되고 음의 기운은 달이 되어 해와 달이 나타났다. 그때부터 하늘의 별들이 생겨났다. 오직 하나의 기가 음과 양으로 나눠지고 이것은 목화토금수의 오행으로 움직여 만물을 기른다. 그리하여 만물은 생로병사의 과정을 겪는다.

오랜 세월 동안 하늘의 이법에 따라 수련하면서 불치병, 난치병의 환자를 기로써 치료해 오는 동안 깨닫고 터득한 것들은 수없이 많다. 다만 천기는 말할 수 없으나 스스로 수련할 수 있는 것들을 밝히면 다음과 같다. 기의 이치와 기로써 치료하는 원리, 실제 치료한 사례(임상), 축기방법, 도인술, 기와 방위, 기의 일상생활의 활용성, 귀신세계, 빙의와 제령, 주당, 전생의 의미 등이다.

기는 우주에 존재하는 유형·무형의 모든 존재의 생명의 근원이다. 만물의 잠재 에너지로서 생명력, 복원력, 치유력을 가지고 있을 뿐만 아니라 아직까지 과학적인 방법으로 규명할 수 없는 힘을 가진 제 3의 파장이며 보이지 않는 에너지이며 힘임을 강조하고 싶다.

투시, 예지, 염력 등 초능력의 근원도 바로 이 기이며 이 기에서부터 불
치병 및 난치병 치유가 가능하다. 기가 막히면 죽고 기가 빠지면 힘을 못
쓴다.

물질인 육체에 혼이 깃들어 정신적 육체적 생명활동이 가능하도록 하
는 것이 바로 이 기이다. 기를 온전히 보존하면 몸뿐만이 아니라 사회적
지위도 높아진다. 사람의 안색이 황명하고 몸동작이 시원시원한 사람은
자신감에 충만해 있으며 그가 하는 일이 무엇이든 간에 잘 풀리는 까닭
은 원기가 충만하기 때문이다.

사람은 태어나면서 부모님으로부터 원기(原氣)를 받아 태어나며 호흡
으로 하늘의 천기(天氣)와 음식물을 통해 지기(地氣)를 흡수하여 살아간
다. 대부분의 사람은 원기를 바탕으로 에너지를 주로 음식물을 통해 즉,
지기를 흡수하여 생활해 간다. 지기만으로 살아가면서 천기와 점점 멀어
지고 심한 노동이나 스트레스가 쌓이면 면역체계가 깨어지고 오장육부의
기능이나 신체의 어느 부위에 손상을 입게 된다. 더구나 그런 상태에서 빙
의가 되었을 경우에는 현대의학이나 약으로 좀처럼 회복하기 어렵다.

현대의학은 암, 간질, 정신분열, 자폐증, 파킨슨, 루게릭병 같은 병에 대
해 오래 전부터 쉼 없이 도전해 왔지만 아직 그 병에 대해 새로운 치료방
법을 찾지 못하고 있다. 불치병 환자에게 약이나 침, 주사, 뜸, 수술을 비롯
한 양방 한방의 모든 의술이 마음속에 하나의 위안일 뿐 재발의 걱정 없
이 깨끗하게 완치할 수 있는 방법은 아직 없다. 그래서 구미 각국에서도
그 대안의 방법으로 대체의학에서 그 활로를 찾고 있으며 그 주요한 방법
으로 기치료에 대한 연구를 활발하게 하고 있다.

백불기공은 내공과 외공을 이용하여 회복이 불가능한 인체에 에너지

를 주입시킴으로써 스스로 면역력을 복원시키고 저항력을 되찾아주게 하여 현대의학이 고치지 못하는 불치병들을 치유해 준다. 그것은 그동안 불치병을 완치시킨 수많은 임상사례들이 말해주고 있다.

그렇다고 해서 기가 현대의학의 세계를 대체하고자 하는 주장이 아니다. 현대의학이 인간의 질병에 기여한 공로는 더없이 크다. 다만 난치병의 치료에 대한 접근방식이 기공과 다르다는 말을 말한다. 현대의학에서의 사망은 심장이 정지된 상태를 말하지만 기의 세계에서 사망이란 기가 소멸되는 것을 말한다. 이렇듯 어떤 문제에 대하여 보는 시각과 접근방식이 다르다는 것은 문제가 아니다. 서로 협력하여 그것이 불치병을 완치하는 결과로 이어진다면 그것은 인류의 큰 진보일 것이다.

기의 세계는 현대의학의 첨단기술과 협력해 새로운 의료체계로 갈 수 있는 최고의 대체의학 분야이다.

백불기공이 난치병과 불치병에 탁월한 효과를 보이지만 환부에 대고 기를 몇 번 투하했다고 기적과 같이 낫는 것이 아니다. 어떤 기공으로도 그런 일은 없다. 만약 그런 광고를 보았다면 그것은 틀림없이 거짓이라고 봐도 좋다.

인체의 육체적, 정신적 힘의 원동력인 하단전의 기를 몇 달에 걸쳐 투하하여 축기시키고 혈도술(인체의 혈자리에 기를 투하하는 것)로 이 기를 임맥, 독맥, 양맥을 비롯한 기경팔맥으로 돌려주면서 하늘의 기가 환자의 몸에 자리 잡게 하고 거사법(사기를 제거하는 것)으로 탁기를 제거해주며 이런 기초 즉 인체의 자기복원력을 회복시킨 다음 환부에 기를 집중 투하하여 완치를 시킨다. 이것이 '백불기공'의 요체이다.

기로써 사람을 치유할 때 기치료사는 우주의 무한한 기를 모아 환자에게 전해주는 코드 역할을 해야 한다. 그러기 위해서는 마음의 힘을 깨달 아야 한다.

기를 비롯한 모든 초능력은 바로 참선을 통한 마음의 힘을 바탕으로 하고 그 위에 도인술과 기 수련을 통해 이루어진다. 보통 기공에는 무술기 공(차력), 보건기공(기체조), 특이기공, 경기공, 치유기공(치료술) 등이 있는 데 무술기공이나 보건기공이 자기를 위한 수련임에 반해 치유기공은 남을 위한 기공으로 기공의 최고 경지가 이 치유기공이다.

얼마 전에 무속인이 빙의된 사람에게 기치료를 하다가 사람을 죽여 암 매장하는 불행한 사건이 발생했다. 기치료는 보이지 않는 에너지를 다루 는 분야이기 때문에 진정한 진짜 기치료사를 만나기가 힘들다.

기는 눈에 보이지 않기 때문에 착각하기도 쉽고 속기도 쉽다. 허연 도 포를 입거나 개량한복을 입은 겉모습에 속는 사람도 많다. 사기꾼들은 겉 모습을 사기의 목적에 합당하게 치장하기 때문이다. 40년 넘는 세월 동안 기 수련을 하면서 누가 기치료로 잘못됐다고 하면 안타까운 생각과 염려 스러운 생각이 동시에 든다. 이런 사이비들 때문에 기의 의미가 훼손되고 그 가치가 전락하는 것이다. 기치료로 둔갑한 각종 시술도 많은 편이지만 진정한 기(氣) 수련자라면 마음을 공부하는 수행자로서 말과 행이 같아 야 할 것이다.

무술기공을 하는 이는 많지만 치료기공은 가장 어려운 공법이기 때문 에 아무나 흉내 낼 수 없는 것이다.

수천 년 전부터 우리 선조 도인들은 손바닥(노궁)으로 기를 방출하여 환자에게 주입함으로써 기로 치료를 해 왔다. 기공을 이용한 대체의학은 머잖아 미래의학의 중요한 분야를 차지할 것임에 틀림이 없다.

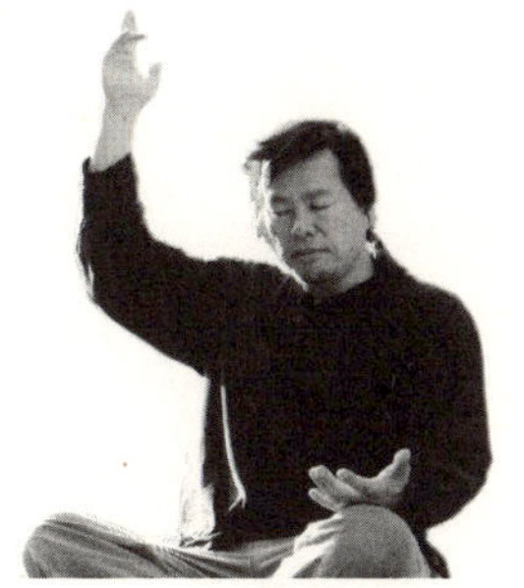

정신분열증에 대한 기치료

빙의를 먼저 쫓아내야 한다

정신분열증은 우리나라의 경우 정신병원의 입원 환자 가운데 2/3 이상을 차지하고 있을 정도로 가장 심각하고도 만성적인 정신질환이다. 조기에 잘 치료하면 조절이 가능한 질환이나 재발이 잘 되는 특성이 있다. 병이 진행함에 따라, 괴상한 행동, 무의미한 말을 되풀이하고 반복적인 행동을 지속적으로 할 때 이를 정신분열증이라고 하는데 재발과 호전을 반복하는 경우가 많다.

대부분은 사춘기를 전후하여 발병하지만 중년 후에 생기기도 한다. 이 병의 원인은 아직 의학적으로 밝혀져 있지 않으나 유전적 요인과 어떤 정신적인 충격 때문에 발병할 가능성이 많은 것으로 보고 있다.

가족 간에 병력이 있거나 윗대에 정신병을 가진 사람이 있으면 발병할 확률이 높다. 요즘 와서는 성장환경 특히 양육을 받는 부모의 성격, 호르몬 결핍과 대사장애(代謝障礙)로 인해서 체내의 이상(異常)물질이 많아진다는 연구도 있어서 뇌를 위축시키는 어떤 물질 때문에 발병할 수도 있다는 가정도 하고 있다. 이런 연구들은 대부분 코끼리 다리 만지기와 같지만 발병원인을 알아 볼 수 있는 중요한 계기는 될 수 있다.

정신분열병은 각자의 경험에 따라 여러 가지 증상을 나타내지만 사고의 과정이 일관되지 못하고 비약하며 감정 표현이 안 되고 돌발적 행동을 하는 경우가 많다. 감정이 아주 둔하다가도 갑자기 민감하고 날카로워진다. 극단적인 감정 사이를 방황하는 것이다. 특히 정신분열증은 자폐증과 함께 나타나기도 한다. 도무지 이해할 수 없는 행동을 나타내고 거리에 나가 허공에 대고 연설을 하는 사람도 있다.

정신분열이 지속될수록 당사자와 가족들이 가장 큰 피해를 입어 결국 여기저기를 전전하다가 정신병원에 수용되었다가 나오기를 되풀이 하는 경우가 많다. 병이 진행될수록 감정이 비현실적이고 성격이 황폐해지고 웃고 울기를 되풀이하기도 한다. 방문을 잠그고 며칠을 들어앉아 있기를 즐기고 어떤 물건에 편집증인 증세를 보인다. 피해망상에 시달리거나 남을 의심하기도 하며 누가 자신을 죽일 것 같은 두려움 때문에 상대를 돌발적으로 공격하기도 하고 의미 없는 동일한 행동을 되풀이하기도 한다. 약물의 발달로 치유도 잘 되지만 잘 관리하지 않으면 그만큼 재발도 쉬운 병이다.

병이 장기간 지속되면 치매 증상이 나타나고 그때에는 거의 치료하기 어렵다. 수용시설에 갇혀 일생을 창살 속에 갇혀 사는 사람도 적지 않다. 가장 좋은 치료방법은 모든 병이 다 그러하듯이 자신의 본래 기운이 침범당하지 않는 범위 내에서 초기에 발견하면 약물로도 쉽게 치료되나 만성화되면 기치료가 가장 효과적이다.

지난 해 여름, 30대 중반의 노총각이 까맣게 탄 얼굴로 어머니의 손에 이끌려 찾아왔다. 중학교 1학년 때부터 병명도 없이 시름시름 아프더니 혼자 중얼거리기도 하고, 멍하니 벽만 쳐다보고 앉아 있는 등 정신분열 증세를 보였다고 했다. 그는 정신과 치료를 오래 받았지만 별 차도가 없었다. 그는 정신과 전문의의 소개로 내게 찾아왔던 것이다.

고등학교까지는 다니는 둥 마는 둥 하면서 겨우 졸업을 했으며, 별별 약을 다 써보았으나 무려 20년이 넘게 조금도 차도가 없다는 것이었다. 특이한 것은 매일 밤마다 이상한 꿈을 꾸고 몽정을 한다는 것이다. 어머니가 증세를 설명하는 중에도 혼자 노래를 부르고, 히죽히죽 웃고, 무슨 소리인지 알 수 없으나 연신 중얼거리고 있었다. 밤에는 몽정을 자주 했다.

이 총각의 경우는 흔히들 정신분열증이라고 하는데, 기의 측면에서 살펴보면 영(靈)이 몸에 붙어 그의 기운을 갉아먹고 있다고 보는 것이 옳다.

이런 경우는 제령을 하기 전에 12경락의 막힌 혈도를 뚫어 손상된 기운을 회복시켜주고, 그 다음 자신의 강해진 기운을 통해 영을 외부로 쫓아내야만 재발도 되지 않고 완전하게 치료가 된다. 흔히 제령을 한답시고 영을 무조건 외부로 몰아내면 본령(本靈)이 쇠약해진 상태에서는 다시 영이 침범하므로 재발이 되는 것이다. 그런데 그는 두 달 정도 기치료를 받다가 어떤 종교 단체에 빠져들어 나타나지 않았다. 한 달 보름쯤 지난 뒤에 완전히 피폐한 몰골로 다시 나타났다.

이런 경우는 치료기간이 늘어나게 된다. 쇠약해졌던 본령의 기운이 12경락을 흐르다가 중간에 흐름을 멈추면 그것을 뚫기가 처음보다 훨씬 어려운 것이다. 다시 기치료를 받으면서 매일이다시피 하던 몽정도 점차 줄어들게 되고, 요즘은 거의 하지 않는다고 한다. 다행히 두 달 정도 더 기치료를 받고 완치가 되었다. 이제는 혼자서 자전거도 탈 수 있고, 본인 스스로 치유기공에도 관심이 많고, 도 공부를 하려는 건강한 청년이 된 것이다.

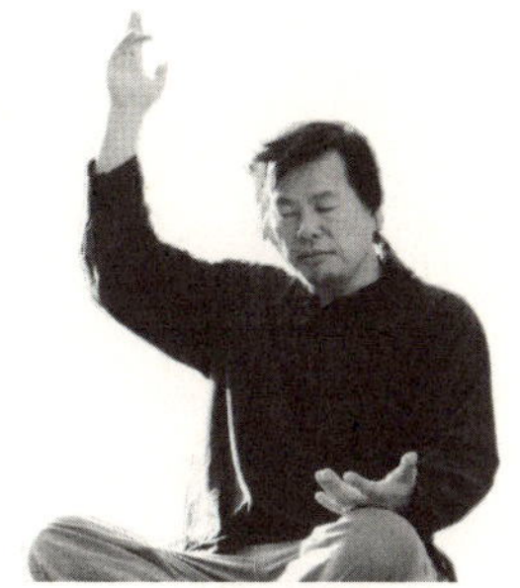

PART

22

자폐증에 대한 기치료

부모와 함께 기치료를 받는 게 좋다

모든 병은 기가 막혀 정체되어 일어나는 현상이다.

우리 몸에는 약국도 있고 병원도 있다는 것을 잊어서는 안 된다. 그런데 그 약국과 병원이 제 구실을 못하면 병이 난다. 병 또한 내 모습인 것을 잊어서는 안 된다.

자기 몸의 병에게 대화하고 그와 화해해서 막히고 울혈(鬱血)된 곳을 풀어주면 병은 절로 나아진다. 빙의를 비롯한 모든 병을 고치는데 기는 절대적으로 필요하다. 왜냐하면 기가 우주의 근원이고 모든 병은 그 근원이 훼손되어 일어나기 때문이다. 세상에 존재하는 모든 것은 셀 수 없이 많으나 그것에는 서로 나눌 수도 없고 분리될 수도 없는 기가 다 흐르고 있다. 기란 하늘과 땅과 인간을 있게 한 근원이다. 사람의 마음이 분열되고 정신이 혼미하며 나쁜 영혼들의 침입을 받아 육신이 제 구실을 못할 때 생명의 기운이 통하면 치유된다.

병을 고치기 위해서는 스스로 노력하는 것이 가장 중요하다. 식사량을 조절해야 하고 몸을 움직여서 몸속에 침입해 있는 사기를 빼내어야 한다. 흔히 증상을 제거하는 것으로 치유되었다고 생각하면 잘못이다.

병의 원인을 제거하지 않으면 병은 몸속에 잠복해 있다가 몸의 기운이 쇠퇴해지면 다시 재발한다.

자폐증에 대한 기치료는 쉽지 않다. 왜냐하면 대부분 자폐아들은 집중력이 현저히 떨어지고 가만히 앉아서 기를 받으려 하지 않기 때문이다. 지나치게 불안해서 한 군데 앉아 있지 못하고 소리를 지르거나 뛰어다닌다. 부모의 말도 잘 듣지 않는다.

자폐아들은 대부분의 시간을 의미 없이 홀로 지내는 가운데 발달이 지연되어 전반적인 발달장애를 초래한다. 언어발달과 의사소통에도 심각한 결함이 있다.

자신의 욕구도 정확하게 표현하지 못한다. 한두 가지 물건에 집착해서 하루 종일 병뚜껑을 돌리거나 끈을 가지고 돌리는 행동을 반복한다. 자해 행위를 하기도 한다. 남이 하는 말을 그대로 따라 반복하거나 비정상적인 고음으로 이야기한다. 주로 혼자 시간을 보낸다. 두려움이 많고 주의가 산만하거나 한 자리에 있지 못하고 계속 돌아다닌다. 얼굴의 일부를 씰룩거리거나, 눈을 계속 깜박이고, 갑자기 소리를 지르는 행동을 보이기도 해서 부모의 가슴을 아프게 한다.

몸을 빙글빙글 돌리거나 손가락을 계속적으로 쳐다본다. 장난감 자동차 바퀴를 계속 돌리기, 책장 넘기기, 팔짝팔짝 뛰면서 침대 위나 소파 위에서 계속 뛰기, 까치걸음으로 걷기 등의 행동을 반복해서 한다. 한 가지에만 집착하여 과잉반응을 보인다. 다른 사람의 감정 상태는 전혀 고려하지 않는다.

부모들과의 애착관계가 형성되지 않는다. 눈을 맞추려고도 하지 않고 좋아하지 않는다. 다른 아이에게 전혀 관심을 보이지 않고, 주의를 끌기가 힘들다.

자폐증 때문에 어머니의 손에 이끌려 찾아오는 어린이들은 다행히 경락이 막혀 있지 않는 경우가 많기 때문에 기치료는 놀라울 정도로 효과적이다.

　치료 경험으로 봐서 자폐아는 단순히 유전적이거나 염색체에 이상이 있다기보다 빙의가 된 경우가 많다는 것이다. 그런데 그런 빙의는 조상이나 원혼 등 자폐아의 가족과 연고가 있는 영혼들이 어린이의 몸에 달라붙어서 자폐증을 일으키는 경우가 대부분이었다. 이런 경우는 부모와 함께 치료받아야 한다. 또 빙의된 영혼이 누구이며 무슨 이유로 어린이에게 붙어 있는지 이유를 밝히고 천도를 하고 어린이의 백회혈에 집중적으로 기를 투하하면 의외로 쉽게 완치된다.

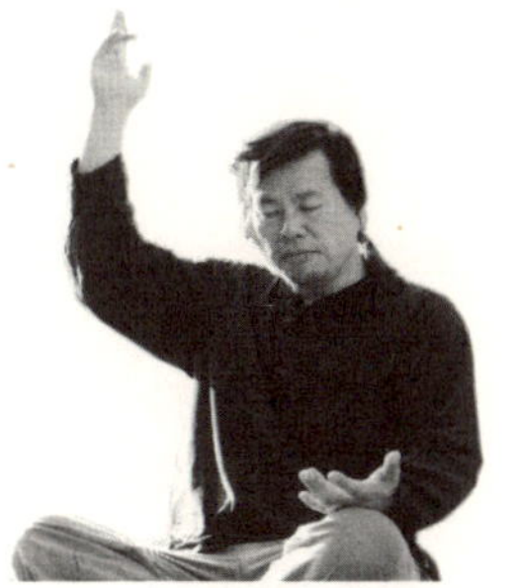

PART

23

중풍에 대한 기치료

뇌 세포를 되살린다

요즘은 젊은 사람들도 갑자기 중풍이 찾아와 고생하는 사람이 많다. 보통 60이 넘어 찾아오는 중풍이 이제는 나이를 가리지 않고 찾아오는 불청객이 되었다. 인스턴트식품이 많고 술과 담배, 과도한 스트레스로 뇌의 혈류가 장애를 받는 상태가 훨씬 많아진 것이다. 특히 젊은 세대는 직장에서의 과도한 압력, 구조조정에 대한 위협 등으로 뇌의 하중이 그만큼 증가하기 때문이다. 중풍을 예방하기 위해서는 평소에 철저히 관리해야 한다.

중풍은 뇌에 혈액을 공급하고 있는 혈관이 막히거나 터짐으로써 그 부분의 뇌가 손상되어 나타나는 증상으로 의학적으로는 뇌졸중이라고 한다. 뇌는 수많은 기능을 수행하고 있는데 손상당한 부분의 뇌는 그 기능을 못함으로써 기능 상실이 뇌졸중의 증상으로 나타난다.

중풍에는 뇌혈전과 뇌전색, 뇌출혈 등이 있다. 뇌혈전은 비교적 굵은 뇌의 동맥에 동맥경화증이 심하여 혈관 내벽이 상했거나 좁아진 상태에서 응고된 혈액이 혈관을 막아 버려 일어난다. 뇌혈전 사망률은 뇌출혈보다는 낮으나 재발률이 높다. 뇌전색은 관이 아닌 부위에서 생긴 핏덩어리나, 심장의 괴사(壞死)된 조직이 혈류를 따라 흐르다가 뇌동맥에 가서 혈관을 막기 때문에 일어난다. 젊은 사람에게 비교적 많은 것이 특징이다. 뇌출혈은 뇌 속의 혈관이 터져서 일어난다. 뇌출혈은 갑자기 일어나지만 오랫동안 고혈압을 앓은 사람이 아니면 뇌출혈이 일어나지 않는다. 흥분이나

정신적 긴장, 격무, 과로가 주원인이다. 머리가 무겁거나 상기(上氣)되거나
한다.

중풍 전조 증상은 다음과 같다.

-목뒤, 목덜미 부위가 굳어지고 아프다.

-눈이 가끔 흐리고 눈앞에 검은 점이 떠다니다가 사라진다.

-시야에서 왼쪽 반이나 오른쪽 반이 안 보인다.

-가끔 몸이 흔들리고 현기증이 난다.

-좌우 또는 한쪽에 귀울림이 있다.

-손발이 마비될 때가 있다.

-양 손이 떨린다.

-혀가 잘 안 돌아갈 때가 있다.

-무엇을 마실 때 숨이 막힐 때가 있다.

-입으로 침을 가끔 흘린다.

-혀가 잘 움직일 수 없고 앞으로 내밀기도 어렵다.

-찬 것, 뜨거운 것에 대한 손발의 감각이 무딜 때가 있다.

-갑자기 팔다리에 힘이 없고 넘어지거나 물건을 떨어뜨리거나 한다.

-건망증이 심해졌다.

선천적으로 화가 많은 체질, 습담(濕痰)이 많은 체질, 원기가 허약한 체
질 등 중풍에 체질적 약점을 가지고 있는 경우에는 그러한 체질로 발전되
지 않도록 평소에 섭생에 주의하여야 하고, 가족력 상 중풍, 고혈압, 동맥
경화, 심장질환 및 당뇨병 등이 있는 경우에는 미리 검진을 받아 그 유무

를 확인하고 평소에 치료 및 관리를 해야 한다.

생활습관도 바꾸어야 한다. 우선 식사량을 줄이고 오래 씹어야 위의 부담이 적어진다. 군것질을 삼가하여 체중을 조절하며, 동물성 지방질의 섭취를 줄이고 식물성 기름 섭취를 늘리는 게 좋다. 염분 당분섭취를 최소한 줄이고 기호식품인 커피, 콜라, 사이다 및 드링크류를 삼가야 한다. 적당한 운동을 생활화하고, 충분한 휴식과 수면을 취하며, 과도한 성생활을 삼가하고, 겨울에는 갑작스런 기온차를 피하도록 한다.

이와 함께 항상 평정한 마음을 갖도록 해야 한다. 화내고 슬퍼하고 흥분하거나 근심, 걱정을 던져놓을 수 있도록 평소에 느긋한 마음을 가지는 게 좋다. 만병은 마음에서 온다고 하지 않는가.

한번 중풍에 걸리면 회복하기까지 시간이 많이 걸릴 뿐 아니라 정신적 경제적 타격도 적지 않다. 젊은 사람이 중풍에 걸리면 회복될 때까지 사회 활동을 하는데 타격을 받는다. 옛말에 중풍에 걸리면 짧게는 3일, 석 달, 삼 년까지 간다고 한다. 더러는 초기에 잘못 치료해 일생을 우울하게 보낼 수 있는 것이다. 뇌의 혈관이 막히면 가장 먼저 병원 응급실로 가서 약물을 투여해서 혈전을 녹이면 빠른 회복을 보인다. 6시간 이내라고 하지만 최대한 빨리 가는 게 좋다. 초기 대응을 잘못해서 이미 뇌혈관이 굳어지거나 터지면 그 부위에 따라 뇌 세포의 기능이 중지되거나 제대로 움직이지 않는다. 말을 더듬기도 하고 다리나 손 부위가 마비되기도 하며 입이 돌아가기도 한다. 중풍으로 장기간 앓았을 경우에는 기치료가 가장 효과적이다. 실제 경험으로 장기간 제대로 걷지도 못하고 부축을 받은 60대 노인에게 석 달 정도 기를 투여하니 정상으로 되돌아온 치료 경험이 있기 때문이다. 기치료를 받으면 다른 질병도 예방한다.

겨울철의 반갑지 않은 손님 중에 하나가 중풍이다. 중풍은 발병하기 전에 몇 가지 전조증상이 있다. 하품이 심하게 나고 발목이 자주 접질리거나 혈액순환이 잘되지 않아 팔다리가 심하게 저려오기도 한다. 초기에 치료하면 쉽게 치료될 수 있으나 재발하는 위험성이 많고 오래된 중풍은 좀처럼 완치되지 않는다. 가족 중에 중풍 환자가 있으면 본인뿐 아니라 가족 전체가 고통을 받는다.

지난 봄 할머니(66)를 치료한 적이 있는데 3년 동안 중풍을 앓아왔다고 했다. 그 할머니도 3년 동안 고생해오다 보니 가족들도 지치고, 자신도 집안에서 천덕꾸러기 신세가 다 되었다.

할머니는 오랜 시간을 병마와 싸우다 보니 원기가 많이 상해 있는 상태였다. 일어서는데도 30분이 걸렸고, 누운 상태에서 옆으로 몸을 돌리는 것도 어려운 상태였다. 우선 백회와 선골로 기를 투하해 하단전에 기를 축적시킨 다음, 오랜 투병생활로 막혀 있는 경락을 뚫기 시작했다. 기가 투하되면 경락에 해당하는 오장육부의 기능도 자연히 되살아나게 되고 신체기능도 서서히 정상적인 상태를 회복하게 된다. 특히 기는 뇌 세포를 활성화시키고, 뇌 내 호르몬 발생을 촉진시켜 내부 장기의 활동을 원활하게 한다.

기를 받기 시작한 지 한 달 후 할머니는 일어나는데 5분 정도 걸렸고 곧 혼자서 기를 받으러 올 수 있게 되어, 중풍은 물론 오래 전에 다쳐 지끈거리던 요추 통증까지 완치되는 효과를 보았다. 이처럼 기치료는 한 가지 증상만을 치료하는 것이 아니라 기운 전체를 본래 아프지 않았던 상태로 되돌려 놓기 때문에 아직 발병하지 않았던 질병도 사전에 예방한다.

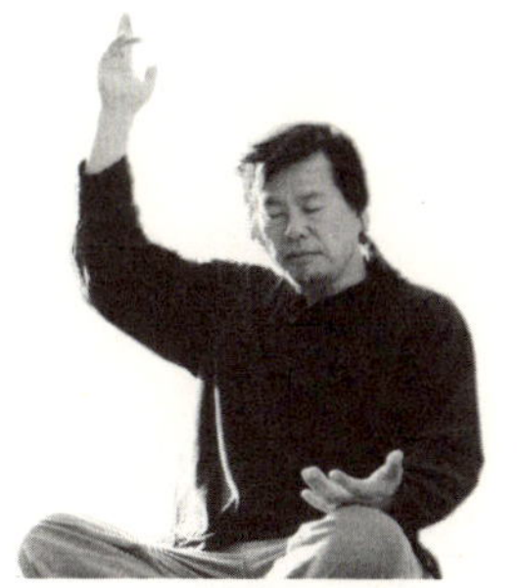

간질은 치료하기 쉽다

뇌 호르몬 분비를 활발하게 하면 완치된다

한방에서는 인체구성요소를 정(精), 기(氣), 신(神)으로 파악하고 정신작용을 신문(神門)에서 주관한다고 보았는데 신문에 이상이 생기면 간질(癲癇)이 온다고 본다. 감정의 작용으로 내상을 입거나 음식, 풍상(風傷) 등으로 인한 간장과 비장, 신장의 장애로 담이 위로 치밀어서 간질이 발생하거나 그밖에 유전적 요인으로도 일어난다. 간질은 갑자기 정신을 잃고 넘어지면서 입으로 거품을 품으면서 경련을 일으킨다. 일정한 시간이 지나면 경련이 풀리고 의식이 회복되는데 발작 당시를 거의 기억하지 못한다. 한의학에서는 오장육부의 불균형을 조절하면서 담음을 제거하여 치료한다.

간질 환자는 뇌에 손상이 없을 뿐 아니라 지능발달이나 정신발달이 정상이며, 발작이 없을 동안에는 매우 정상적인 생활을 한다. 간질은 두려운 병도 아니고 부끄러워할 병도 아니다. 도스토예프스키를 비롯해 소크라테스, 알렉산더대왕, 노벨, 모파상, 단테, 니체 등 매우 뛰어난 지도자나 예술가들도 간질 환자임에도 불구하고 훌륭한 업적을 남겼다. 이는 일시적 뇌기능장애가 일어나는 간질을 잘 극복해 나가면 자기 발전을 이루고 나아가 사회에 크게 이바지할 수 있다는 것을 역설적으로 말해준다.

최근엔 새로운 항(抗)경련제가 개발되어 간질 환자는 사회생활에도 전혀 문제가 없으나 장기적으로 계속 약물을 복용해야 하는 문제가 있다. 간질은 술을 피하고 잠을 충분히 자며 소식하는 생활 자세가 무엇보다 필요하다. 스트레스가 심하면 발작이 더 자주 일어난다. 현대의학에서는 뇌수술을 하기도 하고 장기적으로 약물을 복용하기도 한다.

기치료의 측면에서 보면 간질은 뇌 세포의 이상 작용으로 가스가 차서 일어나는 일시적인 현상으로 보고 있다. 이런 경우에는 우선 경락을 소통시키고 백회에 집중적으로 기를 투여하면 빠른 속도로 회복한다.

지난 해 가을 여자 어린이가 부모의 손에 이끌려 찾아왔다. 부모는 아주 어두운 얼굴로 딸의 증상을 설명했다. 돌이 지나면서부터 이유 없이 심한 경기를 하더니 시간이 갈수록 횟수도 잦아지고, 게다가 자폐증상도 갈수록 심해진다는 것이었다. 그 뒤로 무려 6년간 부모는 용하다는 곳이면 찾아가 보지 않은 곳이 없었으나 아무런 차도가 없다고 했다. 심한 경기는 바로 소아간질인데, 이 어린이의 경우는 그와 함께 자폐증이라는 복합 장애 증상을 보이고 있었다.

어린이의 경우는 어른들보다 기치료가 상당히 빠른 효과를 나타낸다. 그 이유는 어른들보다 마음의 때가 덜 묻어 의심이 적고 욕심도 적으며, 또한 약물에도 적게 중독돼 있기 때문이다. 특히 간질의 경우는 기치료가 탁월한 효과를 보인다. 기의 측면에서 보면 뇌에 산소공급이 원활하지 않으면 일종의 방전현상이 일어나면서 발작현상이 나타난다. 따라서 뇌 세포에 산소공급을 충분히 하면 쉽게 완치할 수 있고, 재발이 없는 장점이 있다.

어린이들은 주위가 산만하기 때문에 처음에는 치료가 어렵지만 일단 가닥을 잡으면 어른들보다 훨씬 더 집중을 하게 되므로 첫 고비만 넘기면 바로 효과가 나타나게 된다. 그 여자 어린이의 경우는 집중적으로 뇌 호르몬의 분비를 활발하게 하는 기치료를 받으면서 증상도 점차 없어지기 시

작했고 책도 낭랑하게 읽기 시작했으며, 유치원에도 다니게 되었다. 자녀
에 대한 부모의 지극한 사랑과 열정, 집념도 참으로 아름다워 보여서 오래
기억에 남는다.

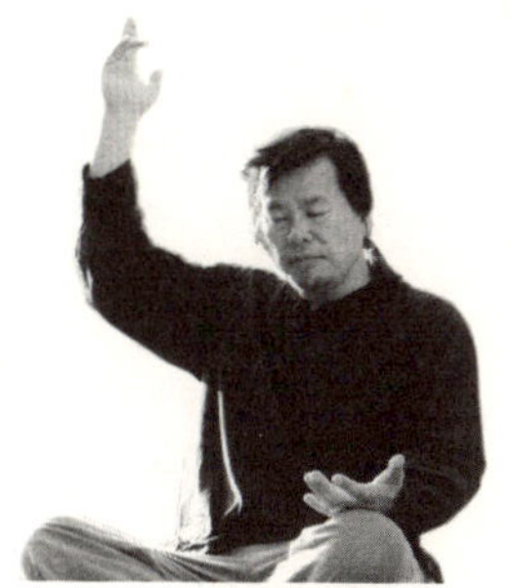

PART

25

협심증에 대한 기치료

막힌 심장의 경락을 뚫는다

40대 이후 흔히 일어나는 심장병 가운데 하나가 협심증이다.

협심증은 심장 부근이나 명치 언저리에서 심한 통증이 일어나 어깨, 등 허리, 왼팔까지 확대해 퍼져나가는데, 가슴을 쥐어뜯는 것처럼 고통스럽고, 얼굴이 종잇장처럼 창백해지면서 식은땀을 흘리기도 한다.

심장이 약한 사람은 좀처럼 견디기 어렵고, 고혈압이나 당뇨가 있는 사람은 특히 조심해야 한다. 더 심해지면 관상동맥이 완전 차단돼 심근경색증처럼 심장의 펌프기능이 상실해 죽음을 초래하기도 한다.

협심증 등 심장질환을 예방하기 위해서는 채소와 과일. 잡곡을 많이 먹는 게 좋다. 채소와 과일은 활성산소를 억제하는 항산화제와 비타민C, 엽산 등 영양소와 섬유소가 풍부하고 칼로리도 적게 들어 있다. 흡연자는 비흡연자보다 심혈관질환 발병 위험이 높고 간접흡연이 오래 계속되는 경우에도 발병 위험이 높다. 과도한 음주 역시 간과 근육을 손상시키고 부정맥과 심근증을 유발한다. 따라서 담배는 반드시 끊고 술은 맥주 한 병 정도로 가볍게 즐기는 게 좋다.

협심증을 예방하기 위해서는 짜고 기름진 음식을 삼가야 한다. 짜게 먹으면 동맥경화를 촉진하고 혈압 상승을 유발한다. 콩과 생선을 많이 먹어 콜레스테롤 섭취를 줄여야 한다. 매일 30분 이상 유산소 운동을 하면 몸 안의 기운이 활발하게 움직이고 탁기를 없앨 수 있다. 조깅, 자전거타

기, 수영 등 유산소 운동은 심장을 튼튼하게 만드는 효과가 있다. 심근경색 등으로 심장이 정지했을 경우 4분 안에 심장이 소생되지 않으면 뇌 세포가 사멸하여 회복되더라도 식물인간이 될 수 있다. 그런 만큼 빠른 초기 대응이 요구된다. 스트레스는 혈압을 높이고 부정맥을 유발한다. 항상 즐겁고 긍정적인 마음으로 생활하는 것이 좋다.

협심증은 옛날에는 별로 없었는데, 식생활이 서구화되고 스트레스가 늘어남에 따라 우리에게도 흔한 병이 되었다. 일단 발병하면 완치가 어려워 약물에 의존하고 치료를 받아야 하는 병인데, 요즘은 상태에 따라 동맥을 확장하는 수술을 하기도 한다. 담배를 끊고 운동을 규칙적으로 하며, 적절한 식이요법을 병행하면 상당한 효과를 볼 수 있다.

특히 비만인 사람에게 협심증이 잘 나타난다. 협심증은 심장의 산소요구량에 비해 산소공급량이 부족해서 일어나므로 체중관리를 해주는 게 예방에 도움이 된다. 운동을 하지 않던 사람이 갑자기 운동하면 가슴이 답답해지는 증상이 일어나는 수도 있는데, 이런 때는 즉시 운동을 그만두고 검사를 받아보는 게 좋다.

협심증에 대한 기치료는 우선 백회에 기를 투하해 뇌 호르몬의 분비를 활성화시켜 몸의 전체 기혈을 회복시키고, 정신적 스트레스를 풀어준 다음 협심증을 일으키는 심장 부위에 집중적으로 기를 투하한다. 기가 투하되면 관상동맥의 활동을 원활하게 하고 경직을 일으키는 심근 주위를 부드럽게 하므로 협심증을 완치할 수 있다.

자영업을 하는 40대 후반의 남자가 협심증으로 상당히 고통 받으며 내내 약을 복용하고 있었다. 그는 체중도 80kg이 넘었다. 그의 경락을 살펴보니 임맥이 완전히 막혀 있었다. 전체적으로 경락의 막힌 혈을 뚫고 심장

부위를 혈도술로 기를 투하했다. 그는 1주일에 두 번씩 6개월을 치료받은
뒤 약도 끊게 되었고 몸무게도 15kg이 줄어들었다.

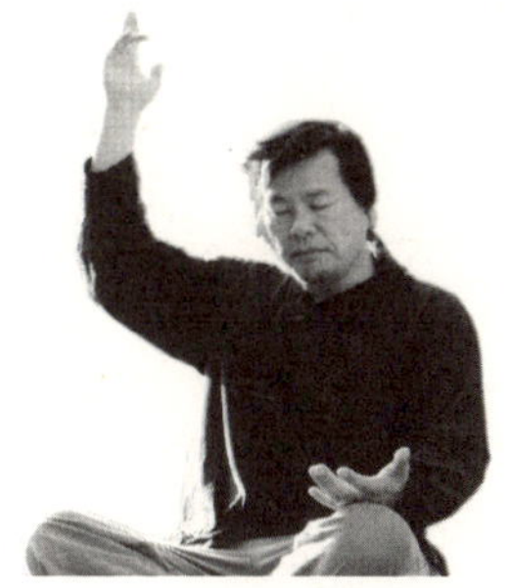

류머티즘성 관절염에 대한 기치료

기를 전신(全身)으로 돌려 장부의 기능을 정상화시킨다

거의 모든 사람들은 어려서부터 항생제 등을 남용하므로 약물 중독 상태에 놓여 있는 경우가 많다. 그래서 어른이 되면 사소한 질병에도 항생제의 단위를 아주 높여서 써야 하고 몸의 기능도 약물에 의해 손상되기 싶다.

실제 약을 별로 쓰지 않는 중앙아시아 사람들에게는 몇 번의 침 치료와 첩약으로 난치병이 쉽게 완치된다고 한다. 이 까닭은 그들이 항생제 등 약물에 전혀 노출이 되지 않았기 때문에 약 효능이 아주 빠르게 듣기 때문이다. 그러나 그들도 그런 약물을 자주 쓸 경우 점차 효능이 더디게 나타난다.

요즘 류머티즘성관절염 환자들이 많다. 더구나 젊은 층에서 이런 병이 많이 나타나고 40대에 들면 벌써 퇴행성관절염이 나타나는 경우도 있다.

류머티즘성관절염은 손가락 관절과 주먹관절, 그리고 손목관절 등이 붓고 아파 꼼짝할 수 없게 되는 병이다. 손목에서 발, 무릎, 어깨, 목 등으로 증상이 일어나는데 오래 되면 관절이 변하거나 파괴되기도 한다. 손 매듭이 아주 굵어진다.

초기 증상은 관절마디가 아프고 쉽게 피로해지고 입이 자주 헐고 머리카락이 잘 빠지며 멍이 잘 든다. 이 병은 완치하기가 아주 어려운 병이다.

30대 후반의 아주머니는 류머티즘성관절염으로 걷기도 힘든 상태였다.

젊은 나이에 관절염으로 고생해서 그 이유를 물었더니 어려서 자주 감기를 앓으면서 감기약을 많이 먹었다고 했다.

이 병은 기를 투하하면 우선 통증이 줄어들고 염증이 서서히 없어진다.

일반 약물치료와 달리 기치료는 위장 등 다른 장부에 대한 손상이 전혀 없고 오히려 기능을 활성화시켜준다.

특히 기를 전신으로 돌려줌으로써 폐나 간, 신장, 눈, 신경 이상을 초래할 수 있는 가능성을 미리 차단하면서 이미 손상된 기관을 회복시켜 준다. 이 아주머니는 한 달간의 치료로 통증이 줄어들었고, 넉 달 간의 치료가 끝났을 때는 가벼운 달리기까지 할 수 있게 되었다.

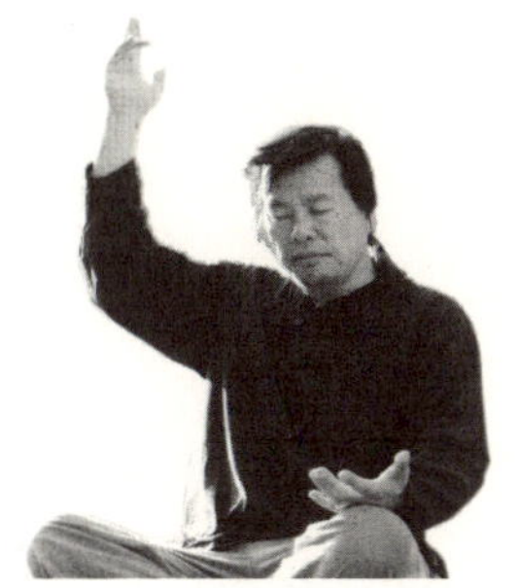

27

독맥의 기혈이 원활하면
디스크가 없어진다

척추에 기를 집중적으로 투하한다

지방에서 개인 사업을 하는 50대 남자가 아는 사람의 소개로 찾아왔다.

그는 체격은 좋으나 요추 4, 5번에 이상이 생겨 디스크로 오래 고생을 하고 있었다. 많이 걷기도 힘들고, 차를 타고 비포장도로를 갈 때면 허리의 통증으로 몹시 고생하고 있다고 말했다. 허리의 통증뿐 아니라 그로 인해 다리도 당긴다고 했다. 또 누워서 좌우로 움직이거나 일어나는 것도 그에게는 힘든 일이었다. 그러니 성생활도 온전할 수가 없었다.

허리 디스크는 요추와 요추 사이의 추간판(椎間板)이 충격을 받아 허리는 물론 다리 쪽으로 내려가는 말초신경 다발을 압박해 염증을 일으키게 된다. 척추를 받치는 근육이 약해지면서 주로 디스크 증상이 많이 생긴다. 통증은 보통 요추 부위에서 시작되나 증세가 진행되면 다리 뒤쪽과 옆쪽이 당기고 저리게 되며 발가락과 발목의 움직이는 힘이 약해지고 오줌을 누는 것도 힘들게 되는 경우가 많다. 무리한 허리운동이나 물건을 들다 삐끗해 주로 생긴다. 물리치료나 수술로도 가능하지만 재발이 쉽다.

디스크 기치료는 우선 한 달간 백회와 선골 명문 쪽으로 방대한 양의 기를 투하해 척추를 따라서 이어지는 독맥의 기혈을 원활하게 흐르도록 한다. 그 다음 전신으로 기를 돌려 인체의 자체 면역기능을 회복하도록 도와주고, 이상이 생긴 추간판 부위에 집중적으로 기를 투하해 원래 상태로 회복시킨다.

한 달 정도 기를 투입하자 튀어나온 추간판이 제자리로 돌아갔고 두 달이 지나자 걷는 것은 거의 정상에 가까워졌다. 3개월째는 그간의 기치료로 원기가 많이 축적된 상태라 회복의 속도가 아주 빨랐고, 인체 전체의 기능도 되살아났을 뿐 아니라 성생활도 정상적으로 하게 되었다.

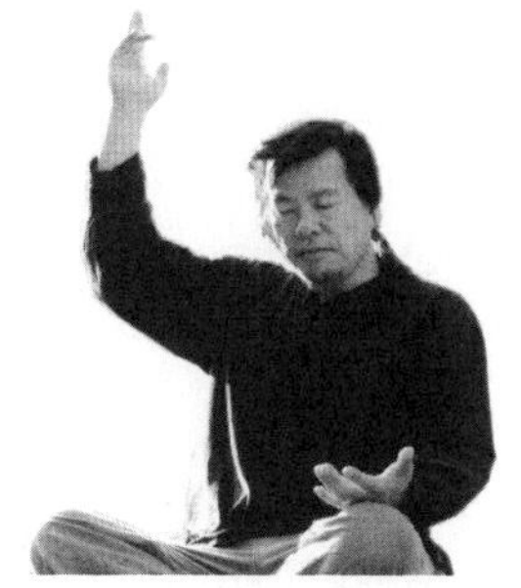

28

기가 암세포 뿌리를 뽑는다

원기(元氣)가 축적되면 소멸하는 암 세포들

가장 치료가 어려운 질병이 암이다. 특히 암 치료는 초기에 발견하는 것이 중요하다고 한다. 하지만 대개 많은 이들이 초기에 별다른 증상이 없기 때문에 별다른 이상이 없이 그냥 지내다가 상당히 병이 진행된 뒤에 발견하기 때문에, 환자는 물론 그 가족들까지 경제적, 정신적으로 고통을 받는다.

일본의 어떤 의사는 '암은 절대 수술해서는 안 된다'는 내용의 책을 펴내 의학계의 상당한 논란을 불러일으키기도 했다.

그의 주장은 암 수술은 생존기간을 오히려 짧게 하기 쉬울 뿐만 아니라 거의 다른 장기로의 전이를 유발하기가 쉽다는 것인데, 일본 의학계는 이런 그의 주장에 찬반 양쪽으로 갈려 격렬한 논쟁에 휩싸인 적이 있다.

이런 논란은 결국 논란으로 끝나고 마는데 그 이유는 우선 수술한 암 환자와 수술을 하지 않고 다른 대체의학의 방법을 이용해 치료하는 환자에 대한 통계가 없기 때문에, 그 어느 주장도 근거를 얻기가 어렵기 때문이다. 사실 수술한 경우와 수술하지 않은 경우의 결과에 대한 통계를 얻기도 어렵다. 암 환자에 대한 사후 추적이 어려운 것도 한 가지 이유이다.

현대의학에서 암을 치료하는 방법 중의 하나가 온열요법을 쓰는 것이다. 암세포는 열에 약하기 때문에 열을 이용하면 상당한 효과를 볼 수 있다. 기치료는 바로 이런 기의 열을 이용해 암을 치료한다.

기가 투하되면 암세포의 활동을 중지시키고 마침내는 그 뿌리까지 없애준다. 암 환자에게 기를 투하하면 원기가 돌아오고, 또한 그 원기가 축적되면 정상 세포가 활성화돼 암세포의 활동을 멈추게 하는 것이다. 그러나 기치료과정은 암의 상태에 따라 기간이 상당히 걸린다.

40대 후반의 신사가 찾아온 적이 있다. 겉으로 보기에도 낯빛이 별로 좋아 보이지 않았다. 그는 3년 전 직장암 수술을 받았는데, 최근 들어 혈담이 나오고 기침도 많이 나서 검사해 보니 폐암이라는 진단을 받았다고 했다.

직장암 수술을 받은 뒤 담배도 완전히 끊었다고 말하는 그의 표정은 마치 날벼락을 맞은 것처럼 침울했다.

그동안의 투병생활로 심신도 많이 지쳐 있었고, 경제적인 손실도 상당했는데 이제 다시 폐암이 생겼으니, 그 고충이야 말하지 않아도 충분히 짐작이 되었다

그는 기치료로 병을 완치할 수 있겠는가 하고 물었다. 그러나 이런 경우는 이미 수술을 했기 때문에 치료 속도가 늦을 뿐 아니라, 다른 곳으로 암이 전이한 상태라 완치여부는 20% 이상이라고 볼 수가 없다.

폐암의 발생경위는 물론 폐 자체의 문제에서 생길 수도 있으나, 직장암의 수술 뒤에 생긴 것이므로 직장암에서 전이된 것이라 보는 것이 타당할 것이다. 왜냐하면 수술 중 암세포 내의 혈액이 혈관을 타고 흘러 다른 장기로 번지는 경우가 많기 때문이다.

요즘 암으로 죽는 이들이 많고, 그 투병과정에서 사회적 지위를 상실하는 것은 물론, 경제적으로 큰 타격을 입는다. 또 환자의 가족들도 상당한 심리적 고통을 겪지만 그 당사자들의 아픔에는 이를 수 없을 것이다.

　암의 진행 정도에 따라 어느 정도 다르겠으나, 암 환자의 수술 후 생존율과 수술하지 않았을 때의 생존율이 통계적으로 나와 있지는 않지만, 수술의 경우는 인체의 면역체계와 기의 흐름을 왜곡시키므로 기치료로 면역체계를 회복시키는 일이 수술하지 않은 경우보다 훨씬 어렵다.

　너무 늦게 그를 만났으니 인연이 없다 하겠으나 참으로 애석한 일이라 아니할 수 없다. 그를 조금만 일찍 만났더라면 하는 아쉬움이 오래 남는 만남이었다.

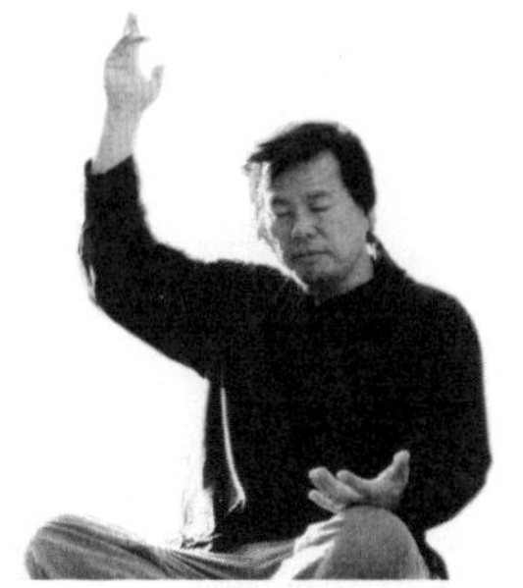

29

기는 미래 대체의학이다

새로운 의학의 진로

기절한 사람을 업어보면 아주 무거운 것을 느끼게 된다. 기가 단절되면 사람의 몸이 축 늘어진다. 그래서 기가 충만한 사람은 몸이 아주 가볍다. 몸이 날렵하게 움직이는 사람은 그만큼 기가 충만한 것이다. 기가 완전히 빠져나간 사람, 즉 죽은 사람은 굉장히 무겁게 느껴진다. 실제 사람의 몸에 기를 투하하면 몸무게가 무거워 들지 못하는 사람도 쉽게 들 수가 있는 것은 기가 몸을 아주 가볍게 만들기 때문이다.

그래서 건강하고 오래 사려면 기가 충만해야 하고, 또한 기가 맑아야 한다. 맑은 기운은 마음의 힘에서 나오고, 마음의 힘은 깨달음의 이치를 구할 때에 비로소 느낄 수 있다. 기공은 정신적 공부가 바탕이 되지 않고는 진정한 능력을 가질 수가 없다. 보통 기 수련으로 축적된 내공을 이용해 환자를 치료하는 경우 오래 치료할 수 없고, 기공사가 환자의 몸에서 나오는 독성 때문에 오히려 병을 얻을 수가 있다. 또 한 번 치료하기 위해 기공사가 상당한 내공을 모아야 하므로 효과도 적고 시간도 많이 걸린다.

기공 가운데 치유기공은 가장 어려운 기공법(氣功法)이다. 자기 자신은 물론 상대방까지 우주의 정기를 넣어서 건강하게 해야 하므로 우주의 기운을 자신의 몸을 매개체로 해 병자의 몸으로 주입시키는 능력이 필요한 것이다. 치유기공이 이처럼 어렵지만, 최대 장점은 부작용이 없고 한 번 치유하면 재발이 없다.

치유기공의 수련방법은 자기 명상을 통해 우주의 창조적 에너지를 동일하게 받아들일 때 병자를 치유할 수 있는 공력이 생기는 것이다. 마음공부가 이루어지지 않고는 자칫 엉터리 기공사로 전락하게 되고, 이런 경우는 병자에게도 많은 해를 끼치게 되는 것이다. 지식과 욕심으로 인한 기공은 그냥 육신과 함께 사라지지만, 깨달음으로 얻은 기공은 시간이 갈수록 힘을 얻는다.

양·한방을 막론하고 갈수록 대체의학에 대해 관심이 아주 높다. 이런 높은 관심은 당뇨병, 암, 오래된 중풍 등 난치병이나 불치병을 치료하는데 지금까지 의학계에서 사용해온 치료방법이 충분한 효과를 거두지 못했기 때문이다.

대체의학에 대한 관심은 국내뿐 아니라, 세계적인 추세이고 질병을 치료하는데도 바람직한 현상으로 볼 수 있다. 왜냐하면 과학적인 데이터를 통해서 대체의학이 갖고 있는 각종 비과학적 요소를 체계적으로 파악해 새로운 의학의 진로를 모색할 수 있는 것이다. 그런데 이런 협력체제는 사실 좀처럼 이루어지기 어려운 점이 많다.

기존 의학계의 권위와 기득권의 문제 그리고 대체의학에 대한 체계적인 연구의 미비, 대체의학을 아예 주술적인 분야로 취급해 버리려는 태도 등으로 두 분야의 상호 발전은 상당한 시일이 지나야 될 것으로 보인다.

보통 약을 투여하고 그것도 안 되면 수술하고 칼로 잘라낸다. 물론 약으로 치료할 부분이 있고 수술할 부분도 있지만 그것만이 능사는 결코 아니다. 우리의 몸은 작은 우주이다. 인체의 모든 부분들이 유기적으로 관련되어 있다.

난치병으로 오랜 기간 동안 약물을 복용하거나 수술했을 경우, 그 후

유증으로 고생하는 이들을 주위에서 많이 볼 수 있다. 이런 경우를 기의 측면에서 파악하면 기혈의 흐름이 막혀 일어난다고 본다.

기치료는 약물 투여나 수술과는 전혀 상관없이 오직 우주의 충만한 기를 환자의 아픈 부위에 투하해 몸을 정상적인 상태로 환원시키는 것이다.

그렇게 하려면 우선 몸의 내부에 있는 탁기를 제거해야 하고, 인체의 기 흐름을 조절해야 한다. 그런데 기치료를 해보면 수술한 경우 그 효과가 훨씬 늦게 나타나는데, 그 까닭은 수술로 인해 전체 기혈의 흐름이 막히는 경우가 많기 때문이다.

인체 내에 병원과 약국이 다 있으나 기혈이 막히면 그 기능을 제대로 하지 못한다. 외부의 공격에 대해 무방비 상태가 되어 버린다. 몸의 어느 곳이 고장 나면 인체 내의 병원에서 그것을 진단하고 처방을 내리며 약국에서 약을 제조해 환부로 운반된다. 바로 그런 인체의 자동 시스템 때문에 외부의 병균이 쉽사리 침범을 하지 못한다. 몸 내부의 병원과 약국이 제 기능을 발휘하지 못하거나 운반 경로가 막히면 병이 낫는 데 시간이 걸리고 그것이 누적되면 큰 병을 앓게 된다.

보통 괜찮다가 갑자기 아프다거나 멀쩡한 사람이 갑자기 쓰러졌다는 말을 듣는데, 그것은 그냥 외견상 보기에 그럴 뿐이고, 이미 오래전부터 병이 진행되어 내부에 쌓여 있다가 외부에 비로소 드러난 것에 불과하다. 평소에 몸의 기운을 잘 발휘하면 잠복해 있던 병들도 이런 기운에 의해 없어지게 된다.

기치료는 손바닥(노궁)으로 기를 방출시켜 환부에 투하하는데, 거사법, 포기법, 오행운기법, 경혈요법, 기경팔맥법, 백운명상법 등의 방법이 있다. 그런데 기치료는 몸의 경혈보다 우리 몸 전체에 흐르는 12경락과 기경

8맥을 먼저 회복시킨 다음 환부에 집중적으로 기를 투하한다.

기경8맥은 우리 몸에 흐르는 순환 에너지가 부족하거나 지나칠 때 그것을 보충하는 역할을 한다. 폐경, 대장경, 위경, 비경, 심경, 소장경, 방광경, 신장경, 심포경, 삼초경, 담경, 간경 등 12경락은 몸 전체를 순환하고 있는데 이 경락이 실하거나 허할 때 여러 가지 질병이 일어난다.

이들 경락에 기를 투하하면 막혔던 경락이나 굳었던 경락이 제 기능을 되찾게 되고 생체기능이 활성화돼 질병이 자연스럽게 치유된다. 또한 머리 꼭대기의 백회와 발바닥의 용천혈을 열어 탁기를 제거하면 순환기관이 활성화돼 창백한 얼굴도 핏기가 되살아나고 얼굴에는 윤기가 나게 된다. 그런 다음에는 아픈 부위에 집중적으로 기를 투하하면 회복 속도가 아주 빠르다.

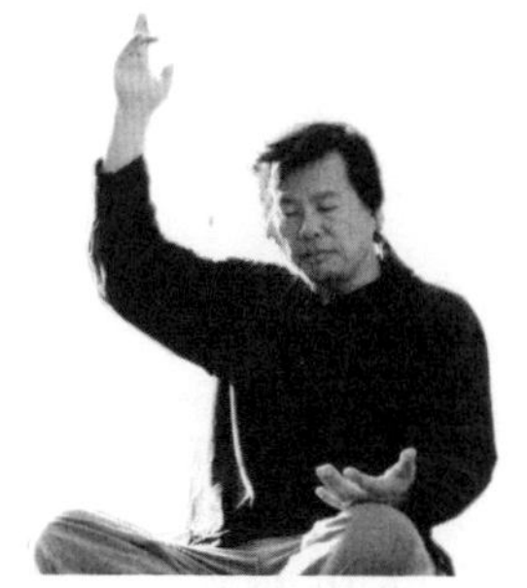

30

강직성 척추염과 오십견에 대한 기치료

기혈(氣血)을 소통시키고 신경을 바로 잡는다

강직성 척추염은 척추의 관절이나 인대가 차차 굳어지는 만성 질병이다. 이 병은 20대에서 발병하는 경우도 있고, 40대 들어 나타나는 경우도 있는데, 주로 남자들에게 많이 나타난다. 이 병에 걸리면 서서히 척추가 굳어져 마침내는 허리를 전혀 굽히지 못할 만큼 딱딱하게 굳어져 버린다.

발병 원인은 감기나 감염, 류머티즘 등이 원인이라고 하나 분명하지는 않다. 의외로 강직성 척추염으로 오랫동안 고통을 받는 이들이 많지만, 특별한 치료 약물도 없어 그냥저냥 견디며 지내기 때문에 널리 알려진 질병은 아니다.

호르몬제나 진통제, 소염제 등을 쓰면 일시적 효과는 있지만 그때뿐이어서 완치하기는 어렵다. 보통 병이 진행되면 거의가 허리가 굳어져 들어가는데, 요추에서부터 시작해서 목 부위의 경추까지 딱딱하게 굳어져 가기 때문에 병이 심해지면 온몸이 굳어지는 상당히 고통스러운 병이다.

기의 측면에서 보면 강직성 척추염은 뇌수의 활성호르몬 분비가 적어지고 면역기능이 떨어져 물렁뼈와 인대가 굳어지면서 일어나는 것으로 본다. 특히 강직성 척추염은 뇌 호르몬 분비와 관련이 있기 때문에 기치료는 상당히 효과적이다. 기가 투하되면 가장 먼저 뇌 호르몬의 분비가 활성화되고, 이것은 곧 인체의 면역체계를 정상적으로 회복시키기 때문이다.

지난 해 봄 찾아온 30대 중반의 남자는 수년 동안 강직성 척추염으로 여러 곳을 전전하며 치료를 받았다며 고통을 호소했다. 그런데 병이 상당히 진행된 강직성 척추염 환자에게 기 투하를 하면 부위에 기가 서로 부딪치며 통증이 일어나는데, 그 남자는 다행히 처음 얼마간 통증을 잘 견뎌내었고, 기 투하로 기혈이 소통되자 점차 물렁뼈와 인대가 부드러워져 회복하기 시작해 마침내는 일상생활도 불편하지 않게 되었다.

오십견(伍十肩)은 흔히 50대에 많이 생긴다고 불리는 어깨 통증이다.

겉으로는 멀쩡하나 팔을 제대로 올릴 수 없을 정도로 통증이 심하다. 40대 후반이나 젊은 층에서도 생기는데 오십견은 어깨 관절을 둘러싼 관절막이 퇴행해 염증이 생기면서 관절막에 달라붙어 생긴다. 또 간염, 당뇨병 등으로 이차적으로 발병하는 수도 있다.

처음 한두 달은 몹시 아프다가 1년 정도 지나면 저절로 좋아지기도 하지만, 그러나 병은 더 악화돼 어깨 근육이 완전히 굳어 일상생활에 큰 불편을 겪는다. 보통 어깨 관절보다 삼각근 부위의 통증이 심하고, 손목 부위까지 통증이 확대되기도 한다. 기침만 해도 아플 정도로 심해진다. 초기에는 물리치료요법으로 쉽게 치유할 수 있으나 오래되면 아주 어렵다.

지난 봄, 찾아온 50대 여자는 오십견에다 방광도 상당히 나쁜 상태였다. 다리가 자주 저리고 소변도 자주 마렵고, 눈도 침침하고 따가우며 항상 충혈 되어 있었다. 그러니 신경도 날카로워져 있었고 피부도 나쁜 상태였다.

신경을 바로 잡지 않으면 어떤 치료라도 오십견을 바로 잡기 어렵다. 기치료는 우선 경추의 신경을 바로 잡는다. 대체로 오랜 질병을 앓은 사람은 장부의 기관이 제대로 작동하지 않기 때문에 약물치료가 잘 듣지 않는 경우가 많다.

기치료는 소화기관을 거치지 않고 바로 근본이 되는 인체 자체의 면역 기능을 원상회복시킨다. 두 달 동안 백회와 선골로 기를 투하해 기를 하단전에 축적시켜주고, 경추에 기를 투하해 신경을 활성화시켰다. 기를 투입한 지 석 달이 지나자 팔을 상당히 움직일 수 있었고, 자잘한 병들도 잡혀버렸고 넉 달째 완쾌되었다. 몸에 피가 원활하게 흐르면 질병도 없어진다. 피는 기를 따라 움직이므로 기가 제대로 흐르면 피도 왕성하게 인체 내부를 흐르고 몸의 질병도 없어진다.

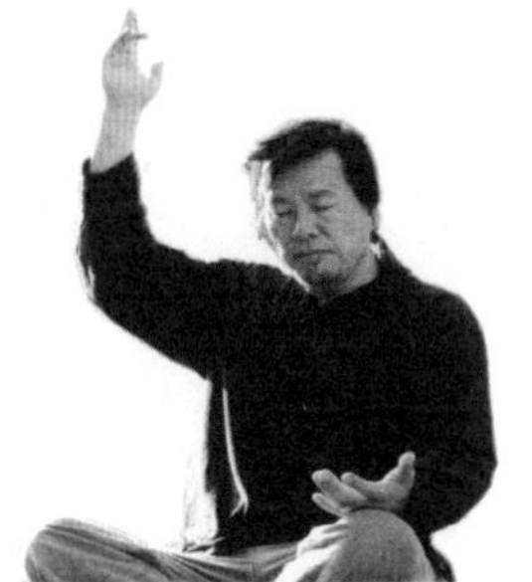

PART

31

기와 도법의 길

목숨을 건 수련

기를 알려면 먼저 도를 알아야 한다.

도는 인간이 살아가는 길이다.

기는 어디서 생겨났으며 도의 근원은 무엇인가?

최초에 희고 흰 하나의 기가 나타났다. 기는 도의 근원이며 도는 기의 근원이다. 그것은 오직 순일하기 때문에 변하는 바도 변하지 않는 바도 없었다. 우주는 암흑 속에서 시작했고 그 텅 빈 하늘에서 일점 기가 생한 것이다. 기가 생함으로써 음양이 나타났고 음양이 태어남으로써 만물이 창조되었다. 우리의 몸도 단순히 부모의 몸을 빌어서 난 것이 아니라 천지자연의 기운으로 태어났다는 것을 안다면 자기 자신이 세상에서 가장 소중한 것이 아니라는 것을 알게 된다.

기는 끊임없이 생성과 소멸을 되풀이 하고 그 속에 도가 존재한다.

하늘의 도를 통하려면 목숨을 건 수련이 있어야 한다. 생애를 바쳐 하늘의 기운을 느껴야 비로소 도의 경지에 이를 수 있다. 생도 없고 죽음도 없는 세계에 들어서면 어디든지 볼 수 있고 어디든지 갈 수 있다. 겉을 보고 내면의 세계를 동시에 볼 수 있어야 한다.

하늘의 도를 얻게 되면 천지를 초월하고 세상만사를 초월하며 하늘이 행하고자 하는 일을 인간세상에서 스스로 한다. 도는 한 번으로 끝나지 않는다. 끝없는 수련이 필요하다. 최소한 여섯 번은 도를 통해야 비로로 도인이라고 할 수 있다. 욕심을 버리고 무아의 경지에 들어가야 하며 만물이 어디서 오고 가는지를 알아야 한다. 생사와 내세의 윤회를 알기 위해 수많은 마군들의 위협과 유혹을 넘어서야 한다. 그 과정에서 귀와 눈이 밝아지고 예지력이 생기며 엄청난 힘이 생긴다. 죽은 사람을 천도할 수 있는 능력이 생긴다. 천문이 열려 하늘의 기운을 느끼고 천재지변의 변화를 알 수 있고 이를 다룰 수 있다. 몸에서 광채가 나며 혼이 자유롭게 몸을 들락거리지만 이런 일에 미련을 두고 자신을 과신하며 미혹되어서는 안 된다.

사람들은 '인생의 진정한 목적은 무엇인가?' 하고 쉼 없이 질문한다.

기공수련을 하면 세상의 모든 것이 무상한 것이며 영원한 것이 없음을 알고 집착과 애욕을 소멸하고 진공묘유의 세계로 들어서는 것이 인생의 목적임을 알게 된다. 그렇게 하면 자신도 모르게 보이지 않는 세계를 보는 천안통이 열리며 지금까지의 자신과 완전히 달라진 모습을 발견하게 된다.

사람들은 괴로움을 버리고 어떻게 하면 행복해질 수 있는지 질문하지만 스스로 자기가 선 자리에서 한 걸음을 옮기는데서 그 길이 시작한다는 것을 잊고 있다. 일생 사랑과 희로애락애오욕, 즉 칠정(七情)에 사로잡혀 있다가 삶을 마감한다.

저 우주의 시간으로 보면 모든 것은 일순간에 스쳐 지나간다. 현실은 중요하다. 그러나 이 흐르는 시간에 집착하지 말라. 오직 괴로움만 가져다 줄 뿐이다. 괴로움에 벗어나려 애쓰는 일들이 결국은 더 깊고 가시 같은 괴로움 속으로 빠져들게 된다. 흘러간 물에 발을 담글 수 없다.

우리가 삶을 끝내기 전에 우주의 근원이 무엇인지 추구하는 자세를 가지고 있어야 한다. 그런 도정에서 비로소 우리는 눈에 보이는 세계와 눈에 보이지 않는 세계를 동시에 볼 수 있고 본래 하늘의 청정한 기를 만날 수 있는 것이다. 그 길에 이르면 괴로움도 눈 녹듯 녹는다. 몸의 양식은 곡기이며 영혼의 양식은 하늘의 소리이며 하늘의 기운이다.

진리는 간단하다. 복잡하지 않고 어렵지도 않다. 어쩌면 태어나면서부터 아는 것일 것이다. 어린 아이도 아는 것이다. 하늘로부터 받은 것은 하늘에 돌려주며 세상에서 얻은 것은 세상에 돌려주어야 한다. 잘못된 일은 그 자리에서 수정하고 그 잘못된 행동으로 상대가 피해를 입었을 때는 시간이 흐르기 전에 잘못을 뉘우치고 상대에게 용서를 청하는 것이다. 흔히 참회한다고 하지만 참회는 혼자 뉘우치는 것이 아니라 자신의 잘못을 널리 알리고 그 다음에 그 잘못을 바로 잡는 것이 참회의 진정한 모습이다.

깨친다는 것은 어린 아이처럼 자연스럽고 순박한 마음을 가지고 있으면 된다. 그럴 때 그의 내부에서 우주의식이 비로소 눈을 뜨게 되어 모든 일들이 조화롭게 되는 것이다. 부처님이 6년간의 긴 고행 끝에 새벽별을 보고 비로소 깨쳤다고 했다.

새벽별이란 무엇인가.

바로 마음의 빛이 아니겠는가. 마음이 환하고 밝으면 지금 어떤 고통에 놓여 있다 하더라도 그것은 일순간의 어려움에 불과하다. 마음을 밝히면 그것은 곧 몸을 밝히는 길이다. 우주의 원리는 같은 것끼리 닮은 것끼리 함께 있다는 사실이다.

영혼들도 마찬가지이다.

비슷한 수준끼리의 영혼들이 집단적으로 모여 있다. 생사를 달리해도 이 같은 원리는 똑같이 적용된다. 마음의 기는 우주의 모든 곳을 날아다닌다. 이처럼 기는 인간을 우주의 드넓은 세계로 인도되고 운명을 열리게 한다.

　기로 모든 병을 고칠 수 있다고 장담하는 이들이 너무 많다. 그러나 하늘의 기를 충분히 받아 그 능력이 탁월하지 않으면 사이비로 전락되어 버리고 만다. 능력과 수련과정도 없이 함부로 기를 내세워 만병을 치료할 듯이 내세우는 것은 혹세무민하는 것이다.

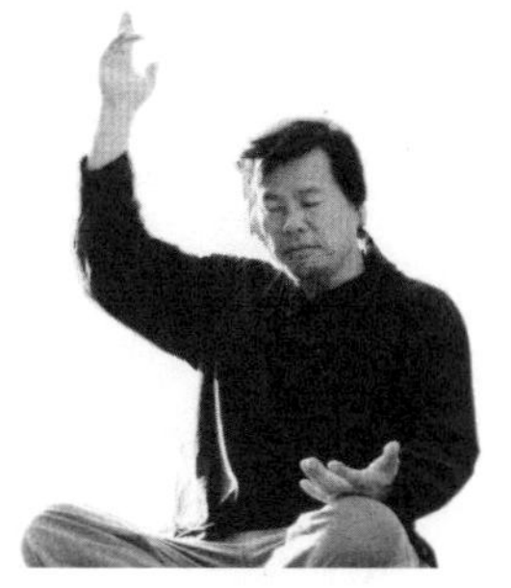

세속의 길과 하늘의 길은
다르지 않다

하늘의 이법(理法)은 땅의 이법이다

세상은 고통과 괴로움으로 가득 찬 것 같지만 충분히 살만한 가치가 있는 곳이다. 왜냐하면 고통과 괴로움은 우리에게 영원한 행복으로 이르게 하는 이정표와 같은 것이기 때문이다.

인생에서 누가 스승인가.

가장 큰 스승은 현실 속에서 고통과 괴로움을 겪고 있는 자기 자신이다. 고통과 괴로움을 겪을수록 본래의 품성은 금강석처럼 견고하고 눈부시다. 그리하여 본래의 맑고 투명한 자기 자신을 만나게 된다. 그것은 본래 자기 내부에 있는 불성의 큰 모습이다. 그래서 부처님도 남에게 의지하지 말고 자신에게 의지하라고 말씀하셨다. 지금 고통스럽고 눈앞이 캄캄하다면 고요히 그것을 견뎌내며 지혜로움을 길러야 한다는 하늘의 뜻이다.

거듭 말하지만 세상에는 절대 공짜가 없는 법이다.

시험공부를 하지 않는 학생이 운이 좋아서 한두 번은 우연히 성적이 좋을 수 있지만 결코 뛰어난 성적을 거둘 수는 없는 일이다. 자기의 과거생(過去生)이 현생(現生)을 결정하고 현생이 미래생(未來生)을 결정한다. 콩 심은 곳에 팥이 나지는 않는다. 한순간의 탐욕과 음욕은 일시적으로 육체를 쾌락으로 물들게 하고 남들보다 잘 살게 할 수 있을지는 몰라도 그의 앞날은 헤어날 수 없는 고통 속으로 빠지게 된다.

하늘이 그 벌을 주기 전에 사람들이 그의 행동을 먼저 알고 배척하는 것이다. 하늘의 그물은 성겨서 빠져나갈 수 있지만 사람의 그물은 촘촘해서 빠져나갈 수 없다고 한다. 하늘의 벌보다 현생에서 더 두려워하고 삼가야 할 일은 사람들의 평가에 어긋나지 않아야 한다.

이런 말이 있다.

왜 저 사람은 착하게 사는데 저렇게 가난하고 힘들게 살까? 라고.

그 까닭은 전생의 업보가 다하지 않아서이다. 업은 3생에 걸쳐 갚아도 다 갚을 수 없다고 한다. 살아서 좋은 인연을 맺어 좋은 업을 쌓아야 한다. 인이 있어야 연이 있고 연이 있으면 그것이 열매를 맺는다. 속세를 버리고 산으로 간다고 해서 윤회와 인과의 법칙을 벗어날 수 없다. 우주 안에 존재하는 이상 이 법칙은 누구에게나 적용된다. 그러므로 반드시 몸과 마음 속에 있는 잘못되고 사악한 마음을 쉼 없이 버리고 그 뿌리를 없애서 자신을 투명하게 만들면 하늘의 시운이 스스로 찾아와 연꽃처럼 피어난다.

복을 받으려면 복을 짓는 일을 해야 한다.

복을 짓는 일은 쉽다. 남을 무시하지 않는 것이 복을 짓는 일이다. 자신보다 더 배고픈 이들에게 자신의 밥그릇을 내놓는 일이다. 자신보다 더 능력 있고 성실한 사람이 있으면 그를 위해 자리를 양보하는 일이 복 짓는 일이다. 잘잘못을 지나치게 따지지 말고 높고 귀하고 편하기만을 바라지 않는 일이 복 짓는 일이다. 자신의 잘못된 생각을 고치고 지금까지 집착편견에 가득 찬 생각을 버리는 일이 복 짓는 일이다. 행운을 기다리며 살지 않는 사람은 없다. 그러나 자신이 가장 소중하고 자신이 먼저 행복해야 한다고 생각하는 이에게는 타인의 고통이 눈에 보일 리가 없다.

잘못된 생각을 가지고 있으면 잘못된 인생을 살게 되고 그 사람이 운이 좋아서 높은 위치에 있으면 그를 따르려는 이들이 무리를 이루게 되어 더 많은 잘못을 저지르게 된다. 이런 생각과 행동이 많은 사회는 질병이 많아지고 천재지변도 많아지며 전염병이 돌게 된다. 나쁜 생각들이 그 사회의 기운을 탁하게 만들고 그 탁한 공기를 마시는 인간과 동물들이 병들게 되는 것은 당연한 이치이다.

욕심을 부리고 자기의 만족을 채우기 위해 악착같이 행동할수록 마음은 더 어둡다.

그 끝이 어딘가.

만족할수록 보이지 않는 두려움과 근심에 시달린다면 그것이 무슨 만족이며 즐거움이란 말인가. 흔히들 무소유라고 하는데 진정한 무소유란 재물을 가지지 않는 것이 아니라 탐욕과 어리석음과 집착, 즉 탐진치(貪瞋癡) 3독(三毒)을 버리는 것이다. 아무것도 가지지 않는다고 해서 무소유가 되지는 않는다. 자신의 잘못된 한 생각, 한 마음을 돌이키면 바로 그 순간 큰 길, 무소유로 출발하는 길이 열리는 것이다. 그 길은 학력도, 능력도, 지위도, 권력도 재물도 필요 없는 길이다. 얼마나 다행스러운가. 남녀노소 누구나 할 수 있고 병들거나 정신박약아도 하늘의 소리에 귀를 기울이면 그 길이 보인다.

어느 장소, 어느 시간의 장애도 받지 않는다. 지금 한순간, 한순간을 이생에서 집착하지 않으면 어느새 무한한 세계에 들어가게 되고 그 세계 속에서는 오직 빛만 가득할 뿐이다. 그것이 우주의 본래 희디 흰 기운이며 도법의 실체이다. 마음의 귀를 기울이면 누구든지 하늘의 소리를 들을 수 있다.

하늘의 이법은 땅의 이법이다. 그래서 세속의 길과 하늘의 길이 다르지 않음을 알면 삶의 길이 곧 하늘의 길이며 그리하여 도법은 오직 자연스러움에서 출발해서 텅 비어 새로운 도를 창생(蒼生)하는 이치를 알게 된다.

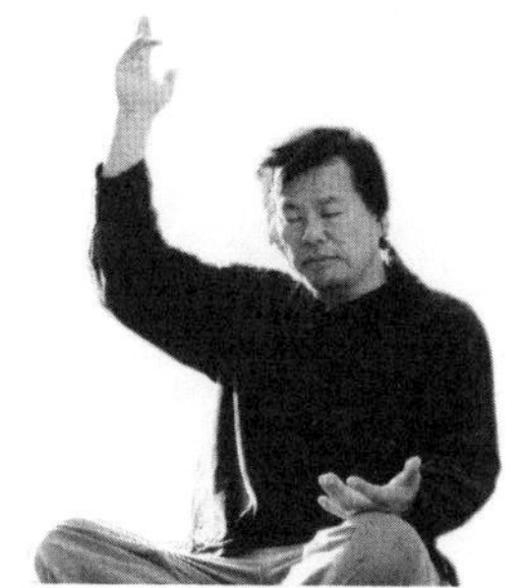

PART

33

나의 스승, 나의 번뇌

쇠로 만든 나무에 꽃을 피우는 길

하늘의 기가 본래 하나였던 것처럼 모든 마음은 다 하나였지만 그 시운과 인연에 따라 수천수만 갈래로 나누어진다. 그리고 조각조각의 마음들은 세월 따라 시들어버린다. 마음은 본래 색깔이 없고 연약하면서도 강철처럼 강하지만 번뇌와 탁기가 쌓여 부서지고 왜곡되는 것이 또한 마음의 모습이다.

인생의 주체는 바로 자신이며, 자신의 마음이다.

한 생각이 자신의 얼굴을 다르게 만들고 크게는 우주를 파괴하기도 한다. 몸이 더러워지면 물로 씻을 줄 알지만 마음이 오욕으로 물들어 더러워지면 무엇으로 깨끗하게 해야 할 것인가. 세간을 떠나 산 속에서 수행한다고 더러워진 마음이 밝아지겠는가. 산 속에서는 일시적으로 흔들리는 마음이 가라앉는다 해도 상황이 달라지고 세상의 이해에 뒤섞이면 마음은 탁하게 물든다. 본래의 마음, 우주의 근원은 상황이 어떠하든 간에 흔들림이 없어야 한다.

분주하거나 소란하거나 적요하거나 상관없이 고통과 번뇌를 스승으로 삼아 수련하면 더 높은 지혜와 능력을 하늘로부터 받을 수 있다. 그리고 수행의 결과로 나타나는 능력에 사로잡혀서는 안 된다. 텅 비어 있는 마음은 세상의 모든 것을 다 포용하고 길러내며 생명력을 준다.

나 역시 속가에서 인연을 맺어 살면서 때로 말싸움을 하기도 하고 언성을 높이기도 하며 폭음을 하기도 한다. 이 번뇌는 나의 소중한 스승이다. 나는 이런 나의 현실을 물 흐르듯이 자연스럽게 받아들인다.

나는 단순하고 때로 어린아이처럼 순진하기도 하며 무식하기도 하고 하늘의 소리를 들을 때는 무한한 기로 가득차기도 한다. 다만 나는 나의 현실에서 일어나는 번뇌가 끝없는 윤회 속에서 일어났던 전생 업에서 비롯된 것이며 그래서 그 업을 병든 이들을 치유함으로써 갚아나간다. 주변에서 밉고 원망스럽고 억울하게 하는 이들이 어찌 없겠는가. 그러나 인연은 물 같아서 시절이 다하면 끝나게 되어 있다. 그러면 마음을 번잡하게 하던 번뇌마저 고요해진다.

하늘의 근원, 기의 본체는 말로 표현할 수 없고 글로 적을 수 없다.

기는 우주의 존재방식이고 근원적 흐름이며 원리이다. 기는 생명을 탄생시키고 활동하게 하는 근원적 에너지이다. 생각이 가는 곳에 기가 가고 기가 가는 곳에 피가 흐르기 때문에 생각에 비롯된 행동이 씨앗이 되어 땅에 뿌려지고 마침내 그 결실이 우리의 삶을 결정짓게 만든다. 기는 생각과 행동을 결정하게 하므로 기는 곧 그 사람의 운명을 결정짓게 한다고 할 수 있다.

기는 현대인을 구원하는 힘이다. 숨 막히는 경쟁 구도 속에서 살아남기 위해 피로하고 지치며 삶에 대한 의욕을 잃는다. 희망과 목적을 잃고 방황하고 타락하는 경우도 적지 않다 이들에게 몇 마디 위로의 말은 사소한 도움이 될지 모르나 그런 말로 지친 이들이 본래의 기력을 찾게 할 수는 없다.

고요히 호흡하고 지금까지 생각하고 행동한 과정을 반성하면서 자신의 본 모습을 보는데서 스스로의 기력을 회복할 수 있다. 상처받은 마음을 회복하는 길이 바로 육신의 건강을 되찾는 첫걸음이다.

중국의 병원에는 기공과가 있고 대학에도 기공 코스가 있으며 아침마다 공터에서는 태극권이며 오금회 등의 기공수련을 하는 수많은 이들을 볼 수 있다. 그러나 우리나라에서는 여전히 비과학적인 분야로 터부시되어 외면하고 있다.

기의 파동은 균을 죽이고 강력한 힘을 발생해서 공간적으로 멀리 떨어져 있는 상대방에게도 전달된다. 그래서 기는 공간과 시간을 초월하는 어떤 물질이다. 기공치료로 일어나는 신체상의 변화가 아주 미묘하고 적다고 해도 이는 바로 우주의 근원적인 힘에 의해서 일어나는 것이기 때문에 질병의 근원적인 뿌리를 죽이는 역할을 시작했다는 것을 잊어서는 안 된다.

기는 기울어지고 비틀어진 모든 생명체의 몸을 조화롭게 한다. 마음을 평화롭게 만들고 기쁨과 슬픔과 괴로움도 사라지고 자연스럽고 평안하게 마음을 안정시키게 한다. 그것이 기의 힘이다. 깊이 안정된 마음은 스스로 기를 발산하게 되어 있다.

병든 신체는 기가 발산되지 않는다.

그래서 자기만의 세계에 갇혀 있거나 타인에 대해 원망하거나 기피하는 이들은 기의 통로를 스스로 막아버리는 것이다. 비가 와서 물이 고이면 자연히 그것들은 아래로 흘러 개천을 이루고 강으로 흘러가 바다에 이르는 것처럼 우리 몸에도 기의 개천과 강물과 바다가 있는 것이다.

어떤 사람의 기가 충만하면 그는 건강하며 빙의도 되지 않고 하는 일도 술술 잘 풀리게 되어 있다. 빙의된 사람들은 대부분 자신의 주관이 희미하고 초조하며 주위나 타인의 압력에 동요되어 자신감을 잃어버린 이들이 많다. 자기 자신에게 솔직해지면 스스로 자연의 힘을 느끼고 우주의 기운에 감응할 수 있다. 우주의 기운에 감응하면 비로소 지혜가 생기고 그 지혜로움은 생명을 기르고 회복시킨다. 운세가 막혀 하는 일마다 실패하는 이들이 무당에게 찾아가거나 역술가에게 앞으로 언제쯤 돈을 펑펑 벌 것인지 물어보고 굿을 하는 것보다, 오히려 고요한 곳에서 마음의 평안을 구하고 좋은 기운을 받는 것이 자신의 운명을 헤쳐 나가는데 더 도움을 준다는 것을 잊어서는 안 된다. 자연의 기운은 하늘과 이어져 있어 이 기운을 몸으로 받아 충만해지면 마음도 솔직하고 담백하게 된다.

이는 우주의 밝은 에너지와 감응하는 것이기 때문에 스스로 행복해질 수 있는 조건을 만드는 것이다. 기는 눈에 보이지 않는 생명체이며 인간의 몸과 우주를 연결하고 있다. 인간은 기의 작용에 의해 생각하고 행동한다. 마음이 분산되어 있으면 행동도 분산되고 목적도 분산되며 하는 일도 꼬인다. 그것은 곧 자신의 기력이 분산되어 있기 때문이다.

기의 조화가 없으면 자신과 우주의 조화도 없다. 마음이 일관되어야 기력도 강해지고 예측할 수 없는 불행이나 질병으로부터 자신을 지켜나갈 수 있다.

데카르트 이후의 서구 사상의 영향으로 마음과 몸이 별개의 것으로 여겼고 이러한 바탕 아래서 현대의학도 발달해 왔다. 약물도 계량화되어 모든 인간들에게 차별 없이 처방되었던 것이다. 이는 결국 몸의 면역력을 떨어뜨리며 마음의 힘을 약화시키고 기력을 쇠퇴하게 하는 원인이 된다. 신체와 마음의 조화가 무너지면 기혈이 막혀버린다. 그것이 질병을 일으키고 약물로 쉽게 치유되지 않는다.

기는 대자연의 소리와 같다.

인간과 달리 동물은 우주의 변화와 천재지변을 느끼는 특별한 감각기관이 있다. 그들은 본능적으로 자신을 안전하게 하는 감각을 가지고 있어서 지진이나 홍수, 해일이 일어나기 전에 먼저 대피한다. 처음에는 인간도 이와 같은 능력을 가지고 있었으나 언어가 발달함으로써 점차 우주의 변화를 아는 감각을 잃어버렸다. 말에 의존하면 말로 표현할 수 없는 세계를 잃어버리게 되는 것이다.

언어는 인간을 사고하게 하고 과거의 가치를 다음 세대에 전하며 인간을 사회적 동물로 가르치는 중요한 기능을 담당하고 있지만 그 때문에 잃어버린 것도 적지 않다. 언어는 우리에게 절대적으로 필요하지만 그와 함께 마음의 말 심어를 할 줄 아는 훈련을 해야 한다.

심어란 무엇인가.

마음으로부터 일어나서 마음으로 전달되어 우주의 근원에까지 이르는 소리 없는 말이 바로 심어이다. 심어를 할 줄 알게 되면 자연의 순리에 따른다. 기를 통해 병을 치료하고 건강을 회복하는 일은 본래 기본적으로 누구에게나 주어져 있는 능력이다. 그렇지만 기 자체를 부정하거나 수련을 등한시한 이에게는 그러한 능력이 있을 수 없다.

치료기공을 가지기 위해서는 신체와 마음의 수련이 필요하다. 그 힘의 강·약은 사람에게 따라 차이가 있지만 기의 기운을 믿고 심신을 단련해 나가는 것이 가장 중요하다. 기를 강화하는 첫째는 마음과 몸을 다스리고 호흡을 깊이 하는 것이 필요하다. 안정된 상태에서 마음을 집중시키는 길이 기를 강화하는 첫걸음이다. 이는 혼자 수련하는 것보다 능력 있고 경험 있는 초능력자부터 지도를 받아야 한다. 자칫 잘못하면 마구니에 빠져 헛것과 망상에 빠질 수 있고 육체적으로 고통을 받을 수 있다. 기를 수련하면서 의식을 집중할수록 잡념이 무수히 생기는데 이를 의식적으로 제어할 필요는 없다. 집중하는 것 자체가 집착이므로 자연스럽게 그것을 잊어버리는 상태가 되도록 해야 한다. 그러기 위해서는 호흡법이 중요하다.

어떻게 호흡해야 마음의 평정에 이를 수 있는가.

여러 가지 호흡법이 세상에 알려져 있다. 단전호흡이며 석문호흡 등 세간에 인정받아 널리 사람들이 하고 있는 호흡법들이 있다. 가장 좋은 호흡법은 바로 뱃속에서 태아가 하는 호흡법이다. 자연스럽게 숨을 내쉬고 들이키면 된다. 우주의 기운을 의식하고 단순히 입과 코만 아니라 8만 4천 개의 땀구멍으로 우주의 기운을 들이키고 내쉰다는 의념으로 호흡하는 것이다. 호흡법은 갈수록 느리게 하는 것이 좋다. 생각을 배꼽 아래 단전에 내리고 코로 들이쉬고 입으로 내뿜는 일반적인 호흡법으로 1분에 10회 정도에 이를 수 있다면 자신도 모르게 몸에 기운이 충만해져 있음을 알게 된다.

호흡하면서 태양의 빛과 우주의 에너지가 자신의 숨결에 동시에 들고 난다는 의념이 자연스럽게 들도록 하라. 기공을 수련할 때의 의식은 자신과 우주, 그리고 자연과의 일체감만이 존재한다. 나의 내부 속에 우주가 있고 우주 속에 내가 있으며 이 둘이 서로 일치된다. 구름이 무심하여 골짜기를 떠나듯이 쇠로 만든 나무에 꽃이 핀다. 그러므로 번뇌도 두렵지 않다. 번뇌가 비로소 큰 스승인 것을 잊어서는 안 된다.

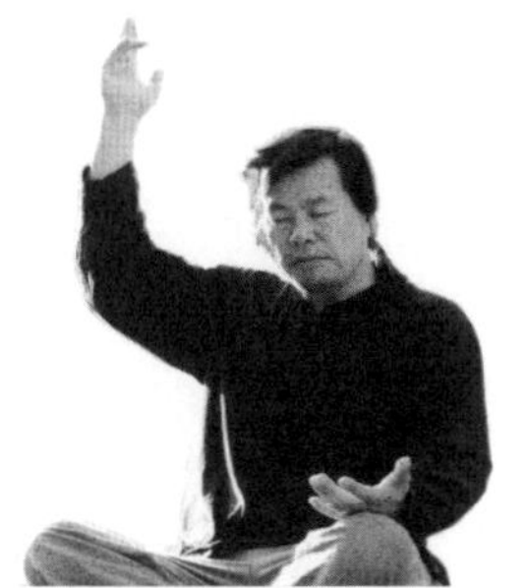

34

시작과 끝에 서서 기다리다

무극(無極), 태극(太極), 황극(皇極)으로 돌아갈 때까지

부처님께서 말씀하셨다.

부디 과거를 생각하지 말고

또한 미래도 바라지 말라

과거의 일은 이미 지나갔고

미래의 일은 아직 오지 않았다.

현재의 모든 일에 대해서도

항상 올바르게 생각해야 하나니

참으로 슬기로운 사람이라면

불변하는 것은 없다고 아느니

이렇게 성인의 행을 행하는 사람은

죽음에 관한 두려움이 없다

그는 결코 근심이 없을 것이니

고통과 재앙은 여기서 끝나리니.

이 말씀은 이미 지나간 것들에 집착하지 말 것이며 다가오지 않는 것들에도 미련을 두지 말라는 뜻이다. 현재의 일도 변하지 않는 것이 없으니 이렇게 되면 집착을 버리고 두려움에서 벗어나게 된다.

술은 알기 쉬우나 도는 만나기조차 어렵고 비록 우연히 만났다 하더라도 전심전력으로 행하지 아니하므로 수많은 이들이 그 길을 떠나도 이루는 이는 몇 사람에 불과하다. 도가 열리면 시간과 공간을 초월해서 보고 일체 사물의 근본을 꿰뚫어 보는 눈이 생긴다. 모든 사물의 근본과 인연을 알고 선과 악, 있고 없음을 초월해서 걸림 없는 단계에 들어선다. 이때 삼천대천세계가 다 보인다. 생사가 없고 높고 낮고, 멀고 가깝고, 어둡고 밝고 하는 세속의 판단과 경계가 없는 우주의 눈이 열리게 된다.

우주는 쉼 없이 변하고 쉼 없이 생성하고 쉼 없이 확대되면서 삼원의 이치로 돌아간다. 삼원은 바로 무극(無極)과 태극(太極), 황극(皇極)이다. 무극이란 음양도 사라지고 움직임도 변화도 시작과 끝도 없고, 있음과 없음도 사라진 상태를 말한다. 태극은 모든 것이 하나로 통일된 것이며, 황극은 조화로운 상태를 말한다.

나는 거짓으로 내 자신의 능력을 과대 포장한 적이 없다. 식물인간이 되어 병원에 누워 있는 사람을 치유할 자신이 있지만 어느 병원에서도 과학적 측정으로 나의 제안을 받아들이려 하지 않는다. 어쩌면 이것이 나의 진정한 번뇌이겠지만 그것을 탓하지는 않는다.

현대의학 만이 인간을 치료할 수는 없는 일이다. 언젠가 의학계도 기의 세계를 인정하고 서로 협력하고 함께 연구해서 더 나은 세상을 만드는 인연이 찾아올 것이다. 그리하여 뜻을 함께 하는 이들과 함께 무극, 태극, 황극 삼원으로 돌아갈 날까지 공부하며 때가 오기를 기다린다. 공부는 때를 알며 천지의 기미를 알아차리는 것이 아닌가. (끝)